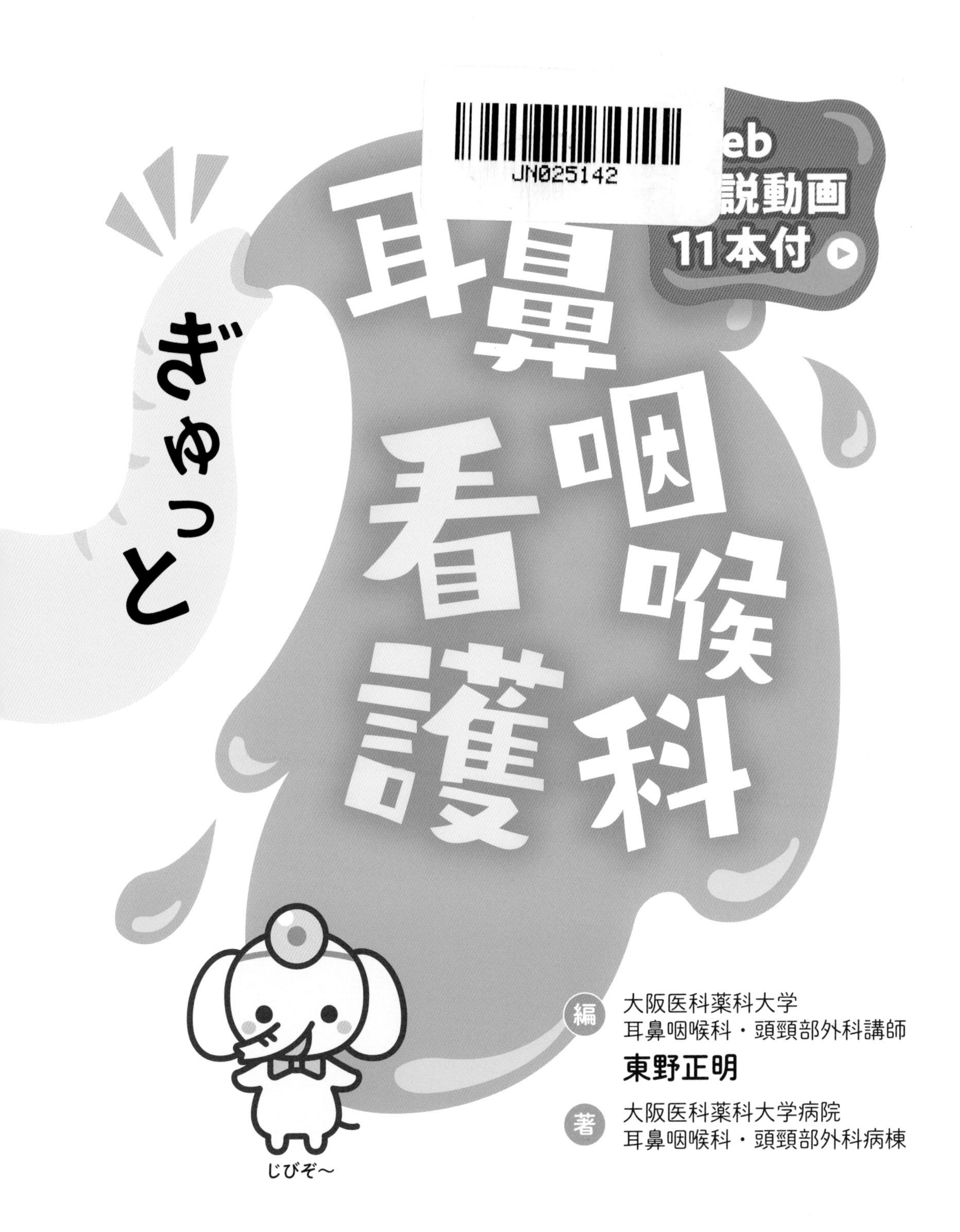




編 大阪医科薬科大学
耳鼻咽喉科・頭頸部外科講師
**東野正明**

著 大阪医科薬科大学病院
耳鼻咽喉科・頭頸部外科病棟

MC メディカ出版

# はじめに

耳鼻咽喉科って、なんかわかりにくい！　いろいろあって難しい！と言われることがあります。それは疾患の特異性に加えて、耳鼻咽喉科クリニック、市民病院などの市中病院、大学病院やがんセンターなど、医療機関の規模によって取り扱う疾患の違いがあるからかもしれません。この『ぎゅっと耳鼻咽喉科看護』は、看護師になって初めて耳鼻咽喉科・頭頸部外科の外来もしくは病棟に配属された新人看護師、人事異動で耳鼻咽喉科・頭頸部外科病棟に初めて配属された中堅看護師、救急外来で耳鼻咽喉科疾患にたまにしか携わることがない看護師、耳鼻咽喉科クリニックに再就職することになった看護師などを対象に、代表的な耳鼻咽喉科疾患について1疾患につき4ページを基本に簡潔にまとめました。著者には、耳鼻咽喉科・頭頸部外科医師に加えて、耳鼻咽喉科・頭頸部外科病棟および外来の看護師に依頼し、あくまでも実践に即した最低限の内容にしています。したがって、詳細な内容は、『ナーシング・グラフィカEX 疾患と看護⑥ 眼 / 耳鼻咽喉 / 歯・口腔 / 皮膚』などを参考にしてください。

第1部では、耳鼻咽喉科・頭頸部外科の理解に必要な臨床解剖を中心に、第2部では、耳鼻咽喉科・頭頸部外科の患者の特徴と看護の特徴を説明しています。

第3部では、各領域の代表的な疾患を4ページずつに配分して解説しました。1ページ目の「ぎゅっとまとめシート」で疾患の重要な内容を2～4項目に、「ぎゅっとポイント」で症状と所見・治療・看護のポイントを、「ぎゅっとイメージ」で疾患を想起できるイメージをまとめています。2～3ページ目には、疾患の症状・所見・診断・治療を説明しています。4ページ目には、看護師の目線で重要な看護のポイントをまとめました。また、「じびぞ～ポイント」では特に注意を要するポイントを、「ぎゅっと器機紹介」では耳鼻咽喉科特有の器機を説明しています。

第4部では、看護面も重要な、放射線治療、がん薬物療法、終末期治療、社会的サポートに焦点を当てました。

このように本書はできるだけ簡単にわかりやすいをモットーに作成しました。さらに一部で動画配信による解説も作成していますので、ぜひ視聴していただければと存じます。この本に出会ったことで、耳鼻咽喉科の看護がさらに身近になり、ひいては患者さんのためになることを心より祈願しております。

大阪医科薬科大学耳鼻咽喉科・頭頸部外科　**東野正明**

# もくじ

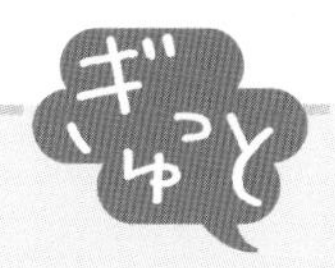


# 器機紹介



**Web解説動画（11本）**

解説動画を見るとさらに理解が深まります。

- 耳鼻科をぎゅっと理解！
- 急性中耳炎、急性乳様突起炎
- めまい
- 副鼻腔炎、鼻中隔弯曲症
- 顔面神経麻痺
- 鼻出血
- 急性扁桃炎、扁桃周囲膿瘍
- 急性喉頭蓋炎
- 気管切開、永久気管孔
- 甲状腺腫瘍
- 咽頭癌、喉頭癌

視聴方法は次頁参照

# WEB動画の視聴方法

WEBページにて動画を視聴できます。以下の手順でアクセスしてください。

■メディカID（旧メディカパスポート）未登録の場合

メディカ出版コンテンツサービスサイト「ログイン」ページにアクセスし、「初めての方」から会員登録（無料）を行った後、下記の手順にお進みください。

**https://database.medica.co.jp/login/**

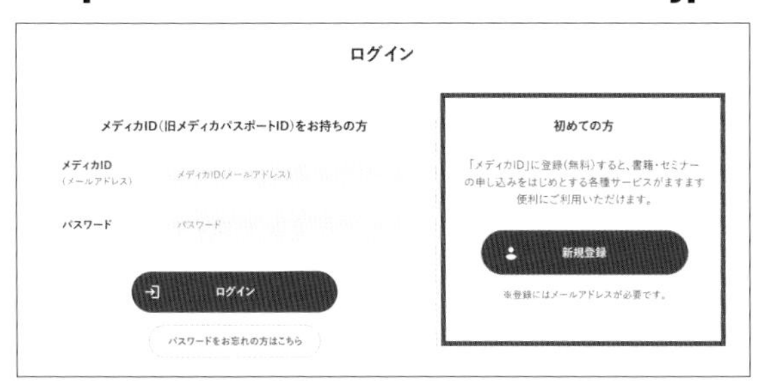

■メディカID（旧メディカパスポート）ご登録済の場合

①メディカ出版コンテンツサービスサイト「マイページ」にアクセスし、メディカIDでログイン後、下記のロック解除キーを入力し「送信」ボタンを押してください。

**https://database.medica.co.jp/mypage/**

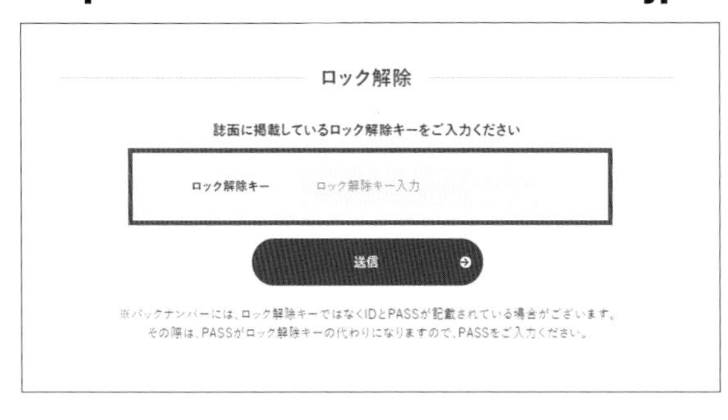

②送信すると、「ロックが解除されました」と表示が出ます。「動画」ボタンを押して、一覧表示へ移動してください。

③視聴したい動画のサムネイルを押して動画を再生してください。

**ロック解除キー　jibizou2022**

＊WEBページのロック解除キーは本書発行日（最新のもの）より3年間有効です。有効期間終了後、本サービスは読者に通知なく休止もしくは終了する場合があります。

＊ロック解除キーおよびメディカID・パスワードの、第三者への譲渡、売買、承継、貸与、開示、漏洩にはご注意ください。

＊図書館での貸し出しの場合、閲覧に要するメディカID登録は、利用者個人が行ってください（貸し出し者による取得・配布は不可）。

＊PC（Windows / Macintosh）、スマートフォン・タブレット端末（iOS / Android）で閲覧いただけます。推奨環境の詳細につきましては、メディカ出版コンテンツサービスサイト「よくあるご質問」ページをご参照ください。

# 編者・執筆者一覧

## 編　者


**東野正明**　大阪医科薬科大学耳鼻咽喉科・頭頸部外科 講師


## 執筆者（掲載順）　大阪医科薬科大学、同病院


**東野正明**　耳鼻咽喉科・頭頸部外科 講師
…第1部、第2部、第3部3章7～11、第3部4章、第4部1・2、ぎゅっと器機紹介

**河邑真衣**　看護部 看護副師長
…第2部、第3部1章1～8・10・11、第3部3章7

**綾仁悠介**　耳鼻咽喉科・頭頸部外科 助教
…第3部1章1～6・11

**尾﨑昭子**　耳鼻咽喉科・頭頸部外科 助教
…第3部1章7～9

**乾　崇樹**　耳鼻咽喉科・頭頸部外科 講師
…第3部1章10、第3部2章1・3～5

**和田典子**　看護部 看護主任
…第3部1章9、第3部2章1、第3部3章8～12、第3部4章4

**稲中優子**　耳鼻咽喉科・頭頸部外科 助教
…第3部2章2、第3部3章1・2

**丹羽優依**　看護部
…第3部2章2～5、第3部3章1～5

**菊岡祐介**　耳鼻咽喉科・頭頸部外科 助教
…第3部3章3～6・12、第4部3・4

**宮上祐未**　看護部
…第3部3章6、第3部4章1・2

**上田育子**　看護部 専門看護師長・がん看護専門看護師
…第3部4章3、第4部

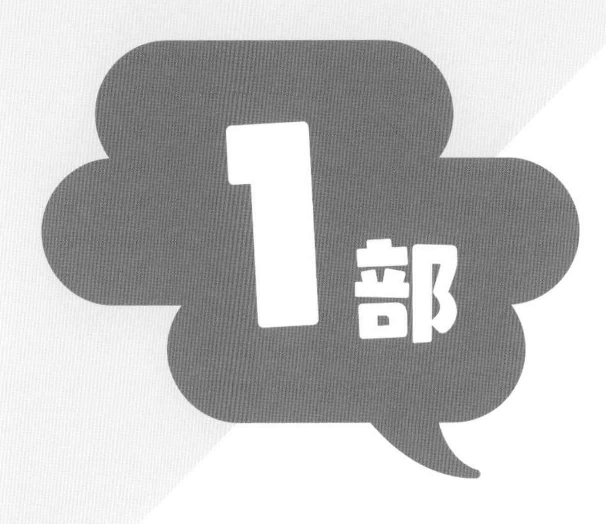


# ぎゅっと解剖生理

# ぎゅっと 耳の構造と機能

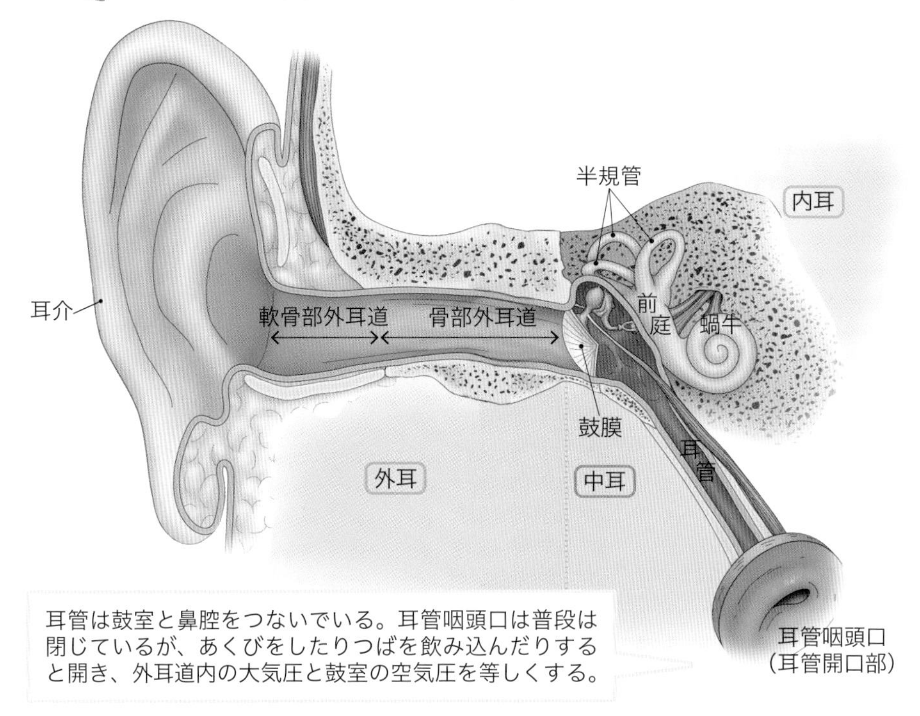


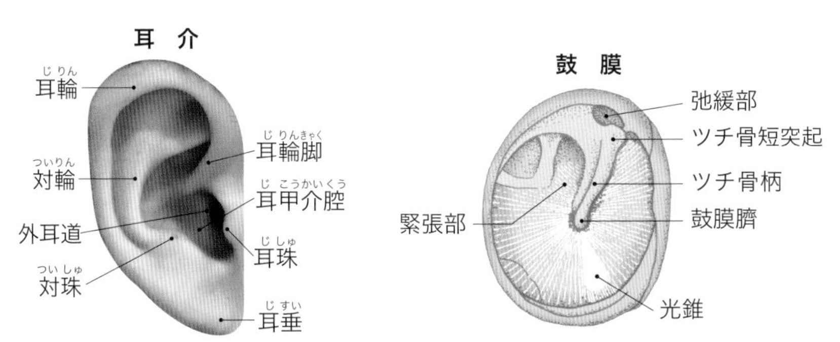


東野正明. “耳鼻咽喉の構造と機能”. 眼／耳鼻咽喉／歯・口腔／皮膚. メディカ出版, 2020, p.136-137,（ナーシング・グラフィカEX 疾患と看護, 6）.

耳の構造は外耳、中耳、内耳に分かれる。

**外耳**は、耳介（外に出ている部分）と外耳道からなる。鼓膜までの道である外耳道は、外側は軟骨部外耳道、内側は骨部外耳道と呼ぶ。

**中耳**は、鼓膜の深部にある耳管で鼻咽腔と連続している含気腔で、鼓室、乳突洞、乳突蜂巣を含む。鼓室には耳小骨（**ツチ骨・キヌタ骨・アブミ骨**）があり、関節でつながっている。

**内耳**は、側頭骨の中にあり**蝸牛**、**前庭**、**半規管**に分かれる。内耳道には蝸牛からの聴神経、前庭神経と顔面神経が存在する。顔面神経は側頭骨内を走行し、鼓索神経などの枝を出し、茎乳突孔で頭蓋骨外に出て耳下腺内を走行する。

### 音を聴く（聴覚）

耳介で集められた音は、外耳道から入って鼓膜を振動させる。その振動が中耳の耳小骨（ツチ骨・キヌタ骨・アブミ骨）を介して、内耳に伝わる。その後、蝸牛内の内有毛細胞と聴神経の間のシナプスを介して、膜電位の変化を生じ、内側膝状体、聴覚皮質へ伝わり、音や言葉を認識する。この伝達路の一部に障害をきたすと難聴を生じる。

### バランスをとる（平衡覚）

内耳の前庭では、直線加速度や重力や遠心力などを検知し、平衡感覚を調整する。膜迷路では球形嚢と卵形嚢の中の有毛細胞の上には耳石があり、運動によって有毛細胞が動く。半規管は外側半規管、前半規管、後半規管が互いに直角に存在し、膨大部にある有毛細胞でリンパの流れを確認する。有毛細胞の毛はクプラというゼラチン状物質に覆われている。

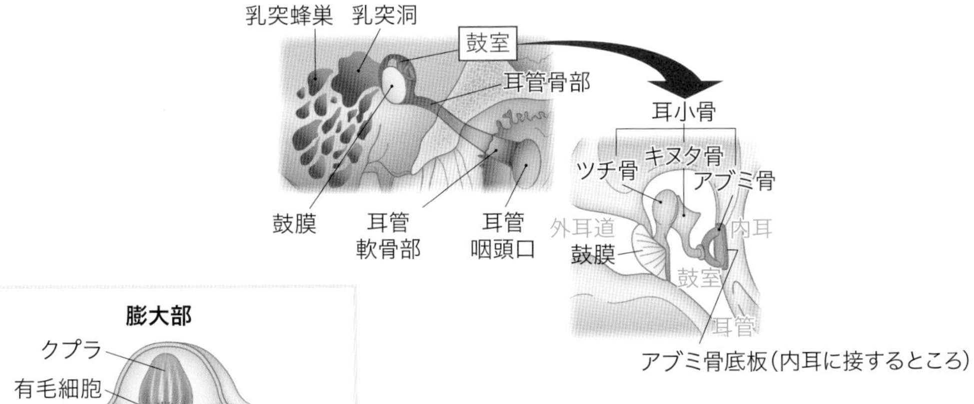


膨大部

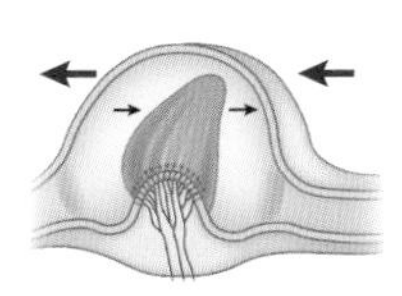


**まっすぐ立っているとき**
静止状態

**体を回し始めたとき**
リンパ液の動き（→）が少し遅れて，クプラは体の動き（←）とは反対になびく

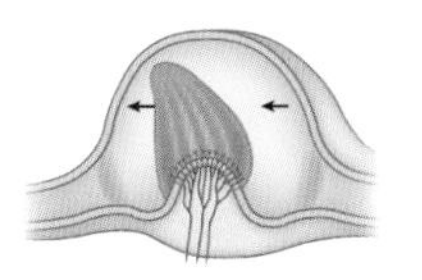

**回転を止めたとき**
リンパ液もクプラも，すぐには動きの方向は変わらない

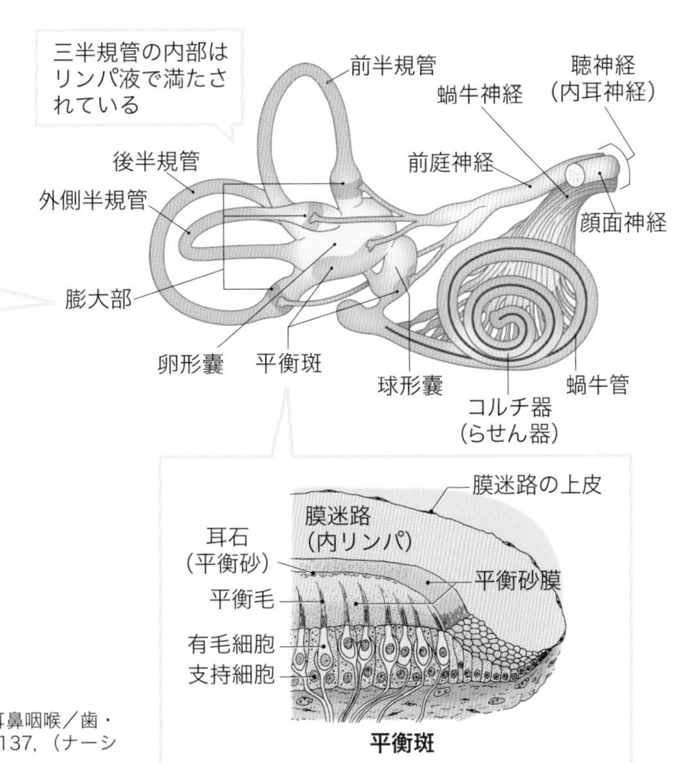


東野正明．“耳鼻咽喉の構造と機能”．眼／耳鼻咽喉／歯・口腔／皮膚．メディカ出版，2020，p.136-137，（ナーシング・グラフィカEX 疾患と看護，6）．

# ギュっと鼻の構造と機能

鼻腔は固有鼻腔と副鼻腔に分かれる。左右の鼻・副鼻腔は鼻中隔で隔てられる。

**固有鼻腔**には、上鼻甲介、中鼻甲介、下鼻甲介という突起物があり、その間のくぼみを嗅裂、上鼻道、中鼻道、下鼻道という。

**副鼻腔**には、**上顎洞**、**前部篩骨洞**、**後部篩骨洞**、**前頭洞**、**蝶形骨洞**がある。嗅裂には嗅神経があり、上鼻道には後部篩骨洞・蝶形骨洞が、中鼻道には上顎洞・前部篩骨洞・前頭洞が通じており、下鼻道は眼と鼻涙管で通じている。篩骨洞の上方は頭蓋底、さらに上方は脳であり、篩骨洞の外側・上顎洞の上方に眼窩が存在する。蝶形骨洞には視神経管隆起がある。

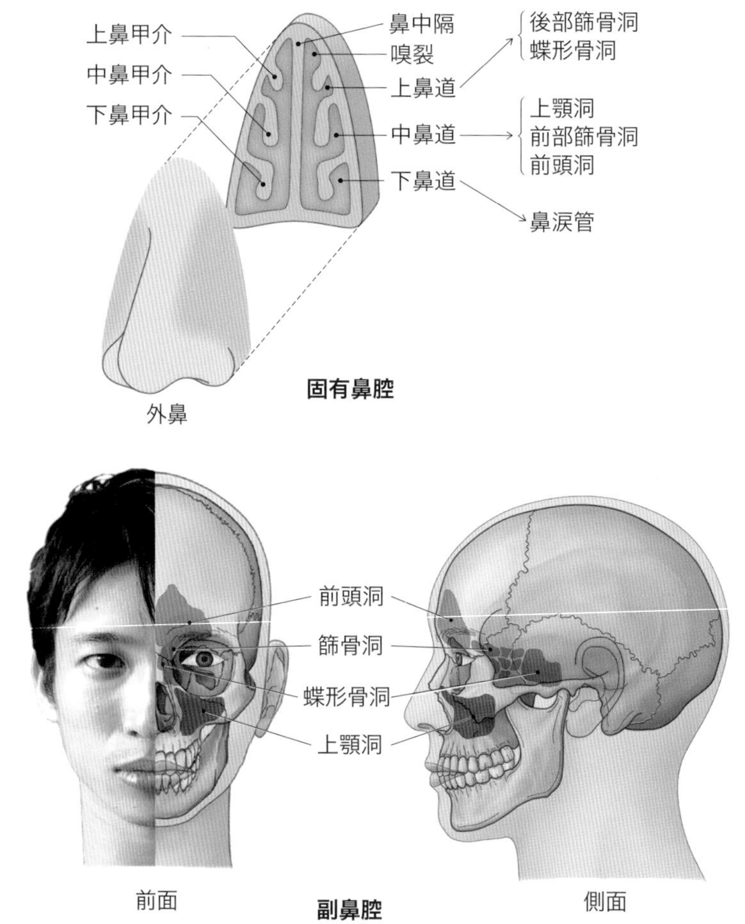


固有鼻腔

副鼻腔

東野正明. “耳鼻咽喉の構造と機能”. 眼／耳鼻咽喉／歯・口腔／皮膚. メディカ出版, 2020, p.138, (ナーシング・グラフィカ EX 疾患と看護, 6).

### 空気を取り込み加温・加湿する

鼻・副鼻腔は吸気を**加温**・**加湿**する。また、嗅上皮でにおいを受容し、喉頭で発声された音声言語を**共鳴**させる機能をもつ。

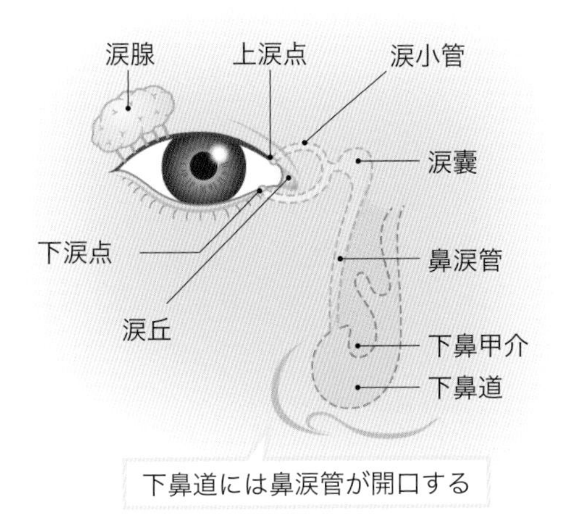


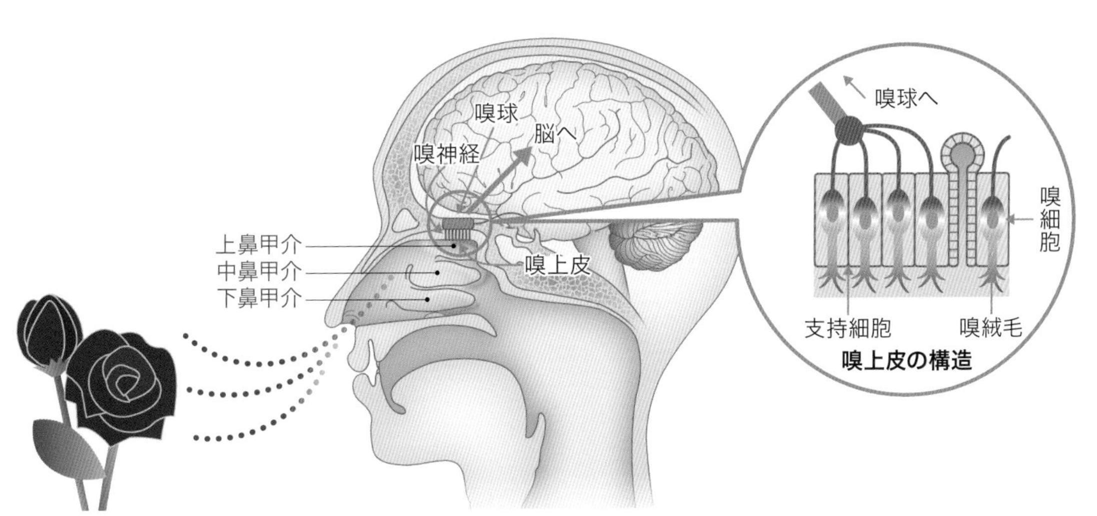


東野正明. " 耳鼻咽喉の構造と機能 ". 眼／耳鼻咽喉／歯・口腔／皮膚. メディカ出版, 2020, p.138, (ナーシング・グラフィカ EX 疾患と看護, 6).

# ぎゅっと 口腔・唾液腺の構造と機能

口腔は、口唇から硬口蓋・前口蓋弓・有郭乳頭までの範囲である。

唾液腺は、耳下腺・顎下腺・舌下腺からなる大唾液腺と、口腔咽頭粘膜に存在する小唾液腺がある。耳下腺からの唾液は頬粘膜に開口するステノン管から、顎下腺と舌下腺からの唾液は口腔底前方にある舌下小丘に開口するワルトン管から排出される。

口腔は味覚をつかさどり、咀嚼し、粘液が食物をくるみ、咽頭へ送り込んでいる。唾液には消化作用と口腔内の洗浄・抗菌作用もある。

共鳴腔である口腔・咽頭や喉頭は、形を変えることで構音機能（さまざまな音を作り出すこと）も有している。

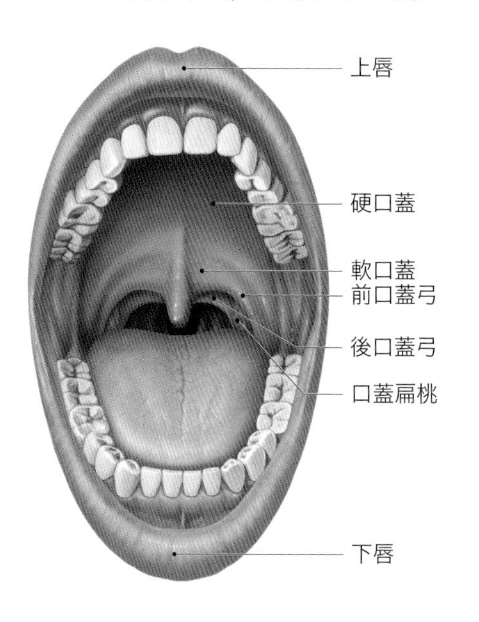


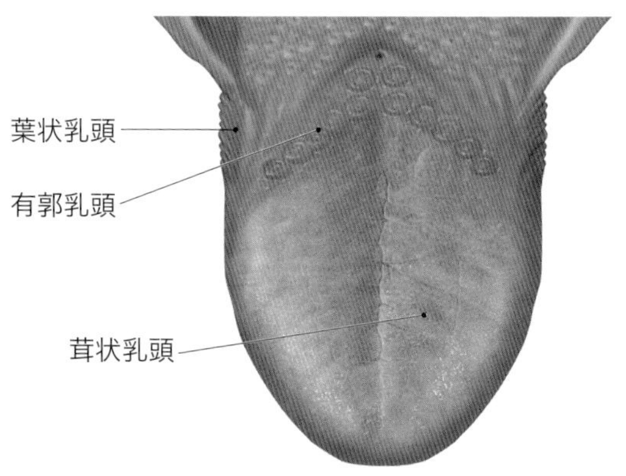


明石恵子ほか．“ 消化器系 ”．解剖生理学．メディカ出版，2022，p.164，（ナーシング・グラフィカ人体の構造と機能，1）．

耳下腺管（ステノン管）

舌下腺

舌神経

顎下腺管（ワルトン管）

耳下腺

咬筋

顎下神経節

胸鎖乳突筋

顎下腺

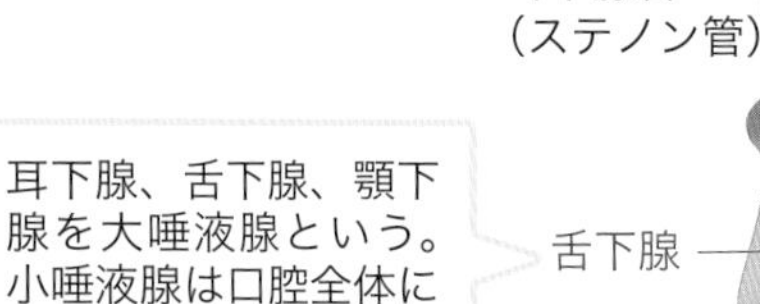


東野正明．“ 耳鼻咽喉の構造と機能 ”．眼／耳鼻咽喉／歯・口腔／皮膚．メディカ出版，2020，p.139, 141，（ナーシング・グラフィカ EX 疾患と看護，6）．

# ぎゅっと咽頭・喉頭の構造と機能

咽頭は、上咽頭、中咽頭、下咽頭に分かれる。上咽頭の上後壁には咽頭扁桃（アデノイド）があり、外側には耳管咽頭口があり、中耳と交通している。中咽頭には前口蓋弓と後口蓋弓とその間にある口蓋扁桃、舌の有郭乳頭より後方の舌根部、および軟口蓋が含まれる。下咽頭は喉頭蓋先端から食道入口部である輪状軟骨下縁までの範囲であり、その先は食道である。咽頭は嚥下と呼吸のいずれの通路にもなる。咽頭にはリンパ組織である扁桃組織（口蓋扁桃、咽頭扁桃、耳管扁桃、舌扁桃）が輪を形成するように存在し、ワルダイエル咽頭輪と呼ばれる。下咽頭の先につながる食道は、気管のやや左側後方を走行している。

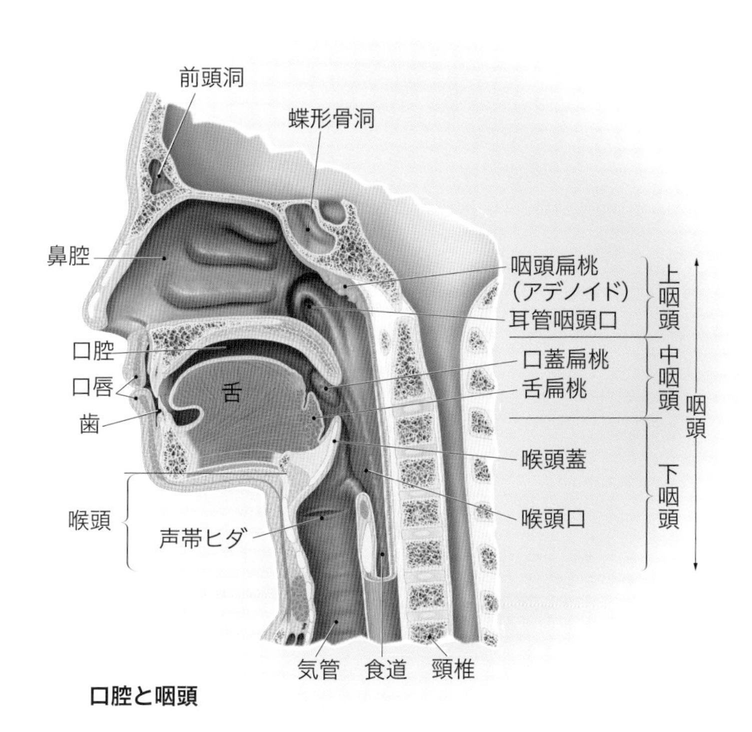

口腔と咽頭

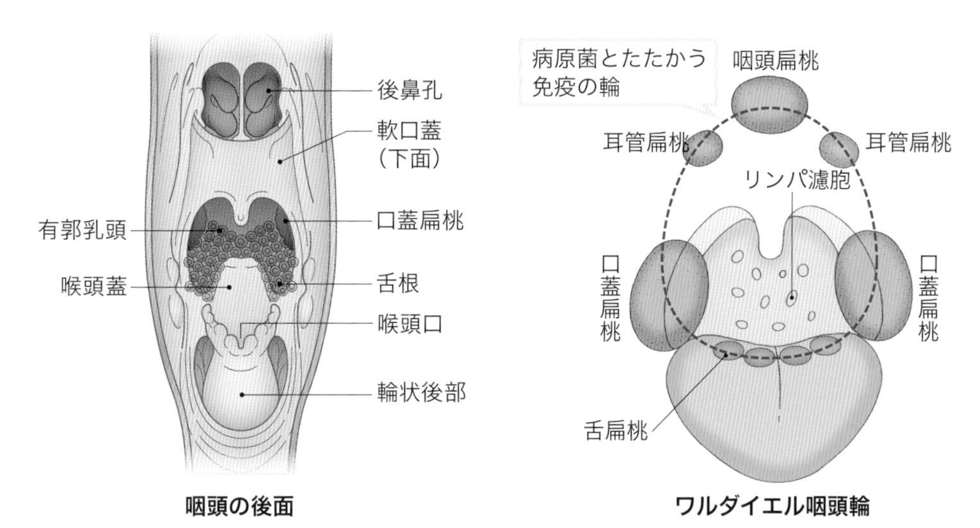

咽頭の後面　　ワルダイエル咽頭輪

東野正明. “耳鼻咽喉の構造と機能”. 眼／耳鼻咽喉／歯・口腔／皮膚. メディカ出版, 2020, p.139,（ナーシング・グラフィカ EX 疾患と看護, 6）.

喉頭は、下咽頭の前方に位置し、軟骨による枠組みに囲まれる。声門を閉鎖して、呼気により声帯を振動させることで声を生じるとともに、下気道への異物の侵入を防ぎ、気道を保護している。喉頭は多くの筋肉や靭帯に支えられている。喉頭の先につながる気管は、気管軟骨がリング状に連なって形態を保ち、縦郭内で左右の主気管支に分岐する。反回神経は、左は大動脈弓を、右は腕頭動脈の下を回って気管食道溝を上行し、喉頭へ侵入して声帯運動をつかさどる（p.11 参照）。

喉頭を取り囲む軟骨

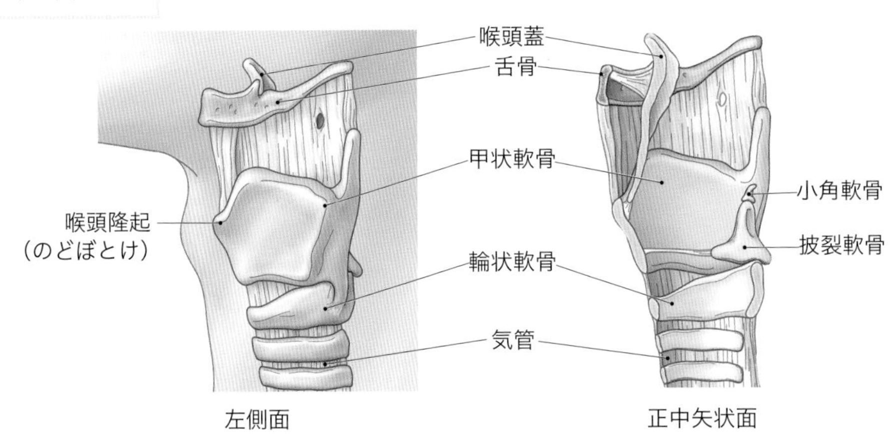


喉頭を支える
筋や靭帯

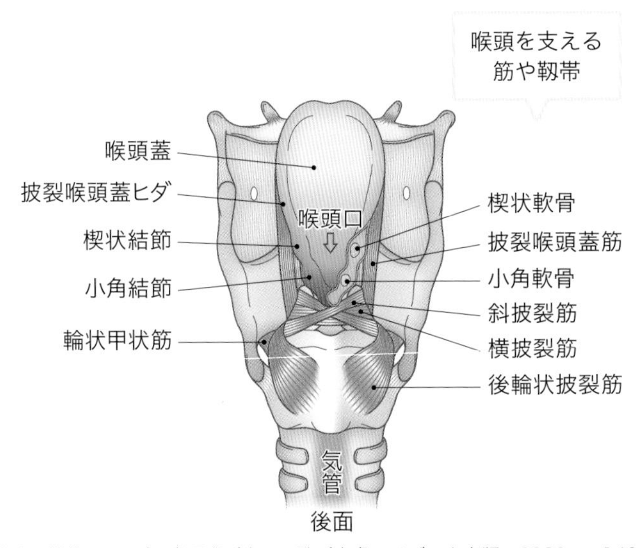


東野正明．“耳鼻咽喉の構造と機能”．眼／耳鼻咽喉／歯・口腔／皮膚．メディカ出版，2020，p.140，（ナーシング・グラフィカ EX 疾患と看護，6）．

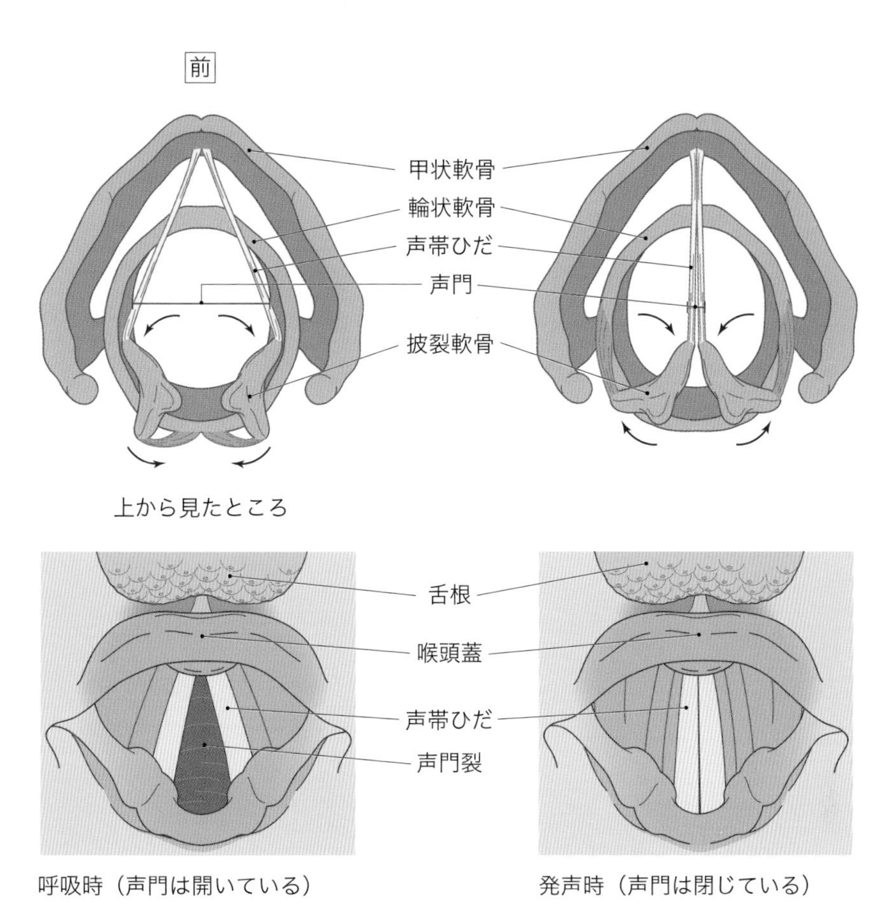


**声門の開閉と軟骨**

喉頭蓋には、食物や液体が入ってきたら、それらを食道に導き気管に入らないようにする「ふた」の役割がある。

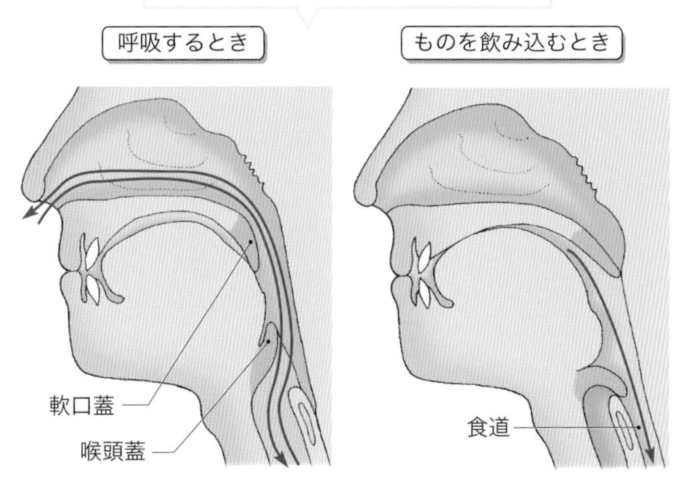


東野正明．“耳鼻咽喉の構造と機能”．眼／耳鼻咽喉／歯・口腔／皮膚．メディカ出版，2020，p.140，（ナーシング・グラフィカ EX 疾患と看護，6）．

# ぎゅっと 頸部・甲状腺の構造と機能

**頸部**は、下顎骨下縁と乳様突起から鎖骨の間の領域であり、大小多数の筋肉が層構造をなし、その間にさまざまな神経や舌骨、咽頭・喉頭、気管、甲状腺、唾液腺など多数の組織があり、リンパ節も豊富に存在する。

左右の総頸動脈は脳を栄養する内頸動脈と、それ以外の顔面や舌などを栄養する外頸動脈に分かれる。脳からの血流は主に内頸静脈を経て心臓に戻り、顔面などの表在静脈は内頸静脈に加えて外頸静脈にも流入する。

神経は舌神経（舌の感覚）、顔面神経（顔面の表情をつくる）、迷走神経（反回神経）（声帯を動かす）、副神経（上肢を挙上する）、舌下神経（舌を動かす）などが走行している。

**甲状腺**は、甲状軟骨の下方で気管の前面に位置し、甲状腺ホルモンを産生し、体の代謝を調整している。心拍数やカロリーの燃焼速度、成長、熱産生、消化など多くの役割がある。甲状腺の背面には左右上下に米粒大の**上皮小体**（**副甲状腺**）が計４腺存在し、副甲状腺ホルモンを産生し、カルシウムやリンの代謝を調節している。

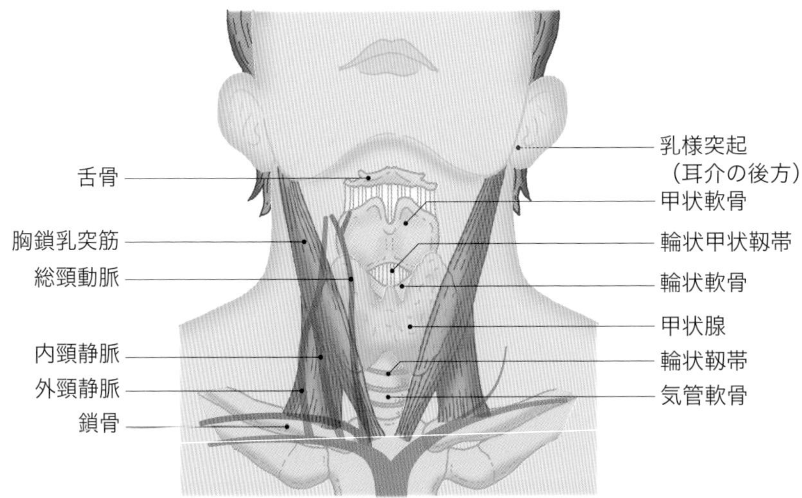


東野正明．“耳鼻咽喉の構造と機能”．眼／耳鼻咽喉／歯・口腔／皮膚．メディカ出版，2020，p.141，（ナーシング・グラフィカ EX 疾患と看護，6）．

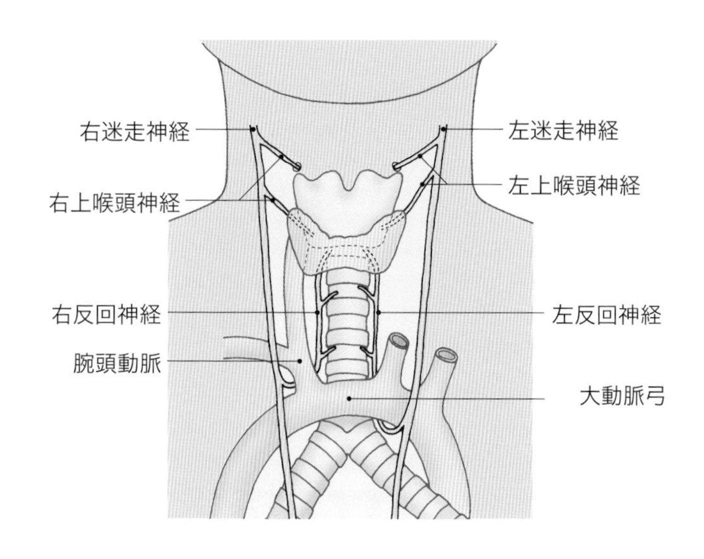


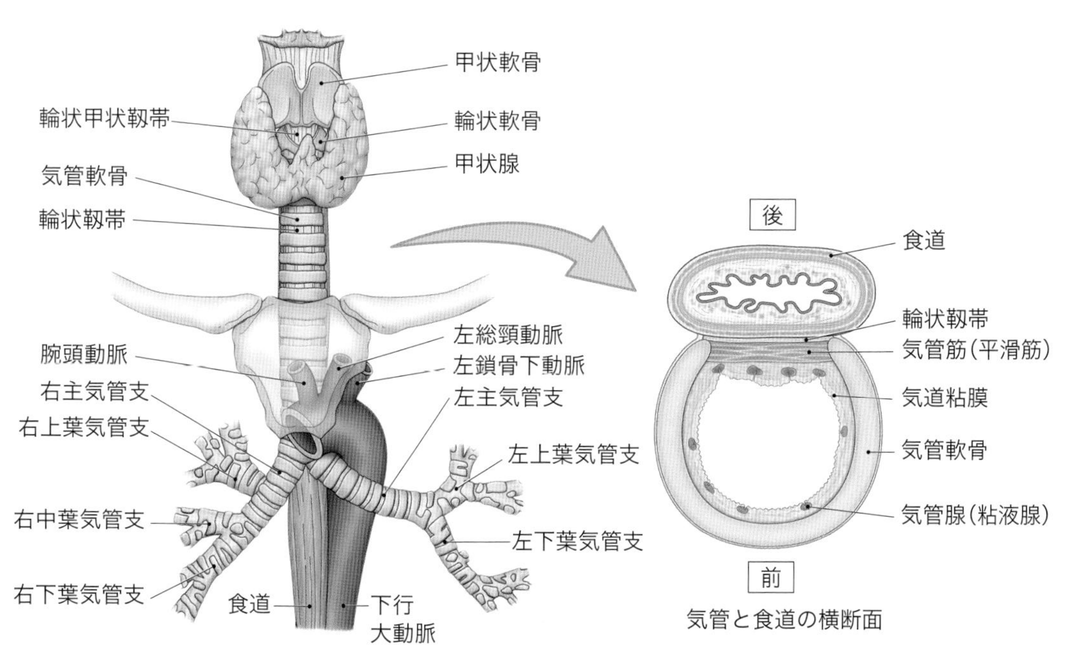

気管と食道の横断面

東野正明. " 耳鼻咽喉の構造と機能 ". 眼/耳鼻咽喉/歯・口腔/皮膚. メディカ出版, 2020, p.142, (ナーシング・グラフィカ EX 疾患と看護, 6).

**引用文献**

1) 東野正明. " 耳鼻咽喉の構造と機能 ". 眼/耳鼻咽喉/歯・口腔/皮膚. メディカ出版, 2020, p.136-142, (ナーシング・グラフィカ EX 疾患と看護, 6).
2) 明石惠子ほか. " 消化器系 ". 解剖生理学. メディカ出版, 2022, p.164, (ナーシング・グラフィカ人体の構造と機能, 1).

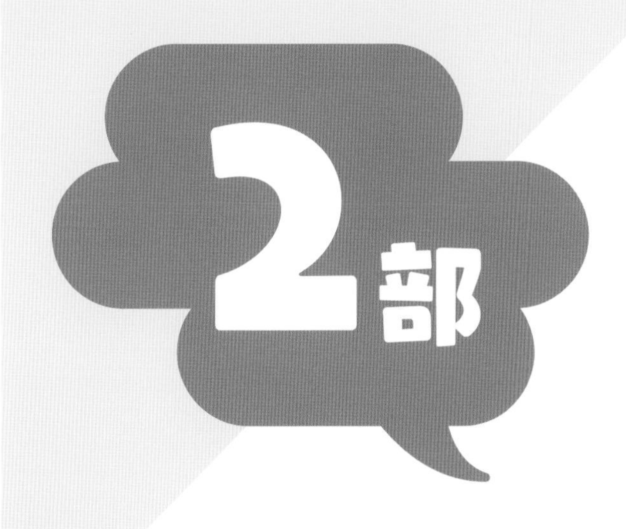


# 耳鼻咽喉科を
# ぎゅっと理解

## 耳鼻咽喉科・頭頸部外科の特徴

皆さんは、“耳鼻咽喉科”に対してどのような印象をお持ちですか？　医学生や看護学生に聞いてみると、「額帯鏡をしてる町のお医者さん」「花粉症を診てもらうとこ」「中耳炎の子どもから難聴のおじいちゃんおばあちゃんを診ている」などといった答えが返ってきます。あながち間違いではありませんが、現在、診察台のライトを額帯鏡に反射させて耳や鼻を診たり、喉頭鏡という鏡を使って声帯を診たりする耳鼻咽喉科医は少なくなりました。現在は、ヘッドライトを用い、時には内視鏡や顕微鏡で細部まで十分に観察をして、さまざまな診断をするようになってきています。また、病院では“耳鼻咽喉科”ではなく、その診療範囲から“耳鼻咽喉科・頭頸部外科”と標榜するようになってきました。

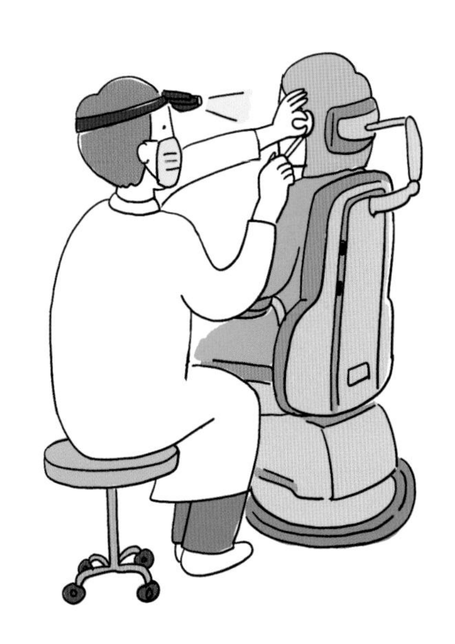

耳鼻咽喉科が診察するのは、“みみ・はな・のど”です。“はな”の奥には“のど”が続いていて、その途中で耳管という管で“みみ”に繋がっています。したがって、子どもが風邪をひくと、中耳炎になって耳が痛くなったり、扁桃炎になってのどが痛くなって高熱を出したりと、関連した症状を呈します。“のど”の奥は気管から肺への道と、食道から胃への道が続いていることから、気道の通過点である“のど”で風邪をこじらすと肺炎になったり、胃の酸が逆流すると、その前にある“のど”がひりひり痛くなったりするのです。このように“みみ”だけとか“のど”だけではなく、周りの臓器を関連づけて考えていく必要があります。また、“みみ・はな・のど”では、風邪のようなウイルスや細菌の感染だけでなく、アレルギーが起こったり、異物が入ったり、できもの（腫瘍）ができたり、さまざまなことが起こります。

近年は、高齢社会も相まって、難聴・めまい・嚥下障害などの患者が増加傾向にあります。従来の副鼻腔炎（蓄膿症）は減少傾向ですが、それに替わり、難治性の好酸球性副鼻腔炎が増加しています。

一方で、頭頸部外科は英語で “head and neck surgery” と言い、鎖骨より上の部位を担当する外科です。headという言葉には顔面・口腔・鼻腔・眼などの意味も含まれており、鎖骨よりも上のすべてを指します。neckには、頸部の臓器である、咽頭・喉頭・気管・食道上部、頸部のリンパ節や血管を含んでいます。この領域の疾患では手術治療が中心であったため、この分野を頭頸部外科と呼ぶようになりました。そして耳鼻咽喉科医が頭頸部の外科的治療を専門的に行うようになってきたため、欧米では1970年代から、日本でも1990年代から耳鼻咽喉科・頭頸部外科という名称が使われるようになってきました。頭頸部悪性腫瘍（頭頸部がん）は、喫煙・飲酒・ウイルスなどが原因となる扁平上皮癌が最も多いという特徴があります。また、甲状腺や唾液腺（耳下腺・顎下腺・舌下腺）などにも腫瘍ができます。頭頸部外科の領域の頭側は脳（脳神経科）、尾側は食道（消化器科）と肺（呼吸器科）、に隣接しており、歯科との関連性も強く、他科との協力のもと合同手術が必要になることもあります。また、機能温存が重要視されるため、手術だけではなく、放射線治療や抗がん薬などの薬物治療、免疫治療などのウェイトも大きくなってきています。近年では、頭頸部外科のみを標榜する病院や、頭頸部悪性腫瘍に対する薬物療法を専門とする頭頸部内科を新設する病院も出てきており、さらなる治療手段の広がりと専門性が構築されようとしています。

このように、耳鼻咽喉科・頭頸部外科の専門領域は、眼と脳を除いた鎖骨より上の部位であり、広範囲にわたっています。内科的にも外科的にもさまざまな対応ができる非常に魅力的な診療科であり、看護師としてもそれらの幅広い専門的な知識を持つことで、それぞれの患者に適した対応ができることになるでしょう。

## 患者の特徴

耳鼻咽喉科・頭頸部外科は外来患者数が多い診療科の1つです。新生児〜お年寄りまで患者の年齢層が幅広いのが特徴です。患者さんの訴えは、「耳が聞こえにくい」「鼻が詰まる」「のどが痛い」「首にしこりがある」などとさまざまです。それに対して、実際見て、触れて、診断します。高熱を出して、耳が痛い中耳炎の子どもが来たら、薬を処方するだけではなく、腫れた鼓膜を切開し、膿を出すことですぐに解熱させることができます。副鼻腔炎（蓄膿症）になって、鼻が詰まってしんどい小学生が来たら、鼻水を吸ってあげることで鼻が通って笑顔になります。のどに魚の骨が刺さった女性が来たら、刺さった骨を摘出することで痛みから解放してあげることができます。首の前にしこりがあるおじいちゃんが来たら、エコー・CTなどの画像検査を用いて、診断し、手術を計画することが可能です。このように、あらゆる年齢層の患者さんに対して見て触って処置をして、時には手術も行います。

## 看護の特徴

耳鼻咽喉科・頭頸部外科の領域は、コミュニケーションをとる（音声・聴覚・言語）、食事をする（摂食・嚥下機能）、歩く（平衡感覚）といった人間らしい行為や、「視覚」「聴覚」「嗅覚」「味覚」「触覚」といった五感に大きく関与しています。特に感覚器や会話、摂食嚥下、呼吸など、患者さんの生活の質（QOL）や日常生活に大きく関わる欠かせない重要な機能です。

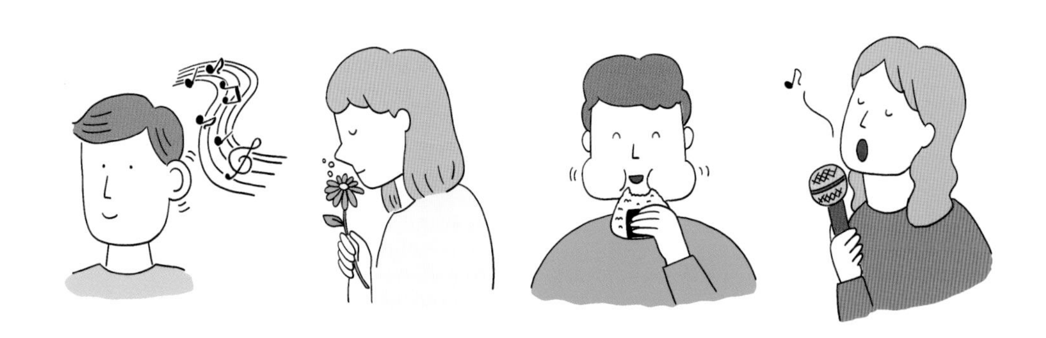

このような比較的身近な領域を内科的に診る、時には外科的な手術を行うのが、耳鼻咽喉科・頭頸部外科の役割なのです。これらの知識を得て、看護師として患者さんに声掛けをすることで、病気を早期に発見できたり、病気を予防できたりもします。そして、そこには患者さんの笑顔が生まれます。患者さんの声に寄り添い、適切な看護をすることで、これらの楽しみを取り戻せることも大きな魅力です。

耳鼻咽喉科・頭頸部外科の治療は、投薬や生活指導などによる内科的治療、手術を行う外科的治療、悪性腫瘍に対する抗がん薬などの薬物療法、放射線治療などがあります。中でも手術は多彩であり、耳の手術に対しては顕微鏡や内視鏡を用いたミクロな手術、鼻の手術では内視鏡やナビゲーションシステムなども使用します。頭頸部では、経口的に腫瘍切除をする機能温存手術から、拡大切除をして再建術を要するようなダイナミックな手術もあります。さらに、救急疾患では、鼻出血の止血処置や、気道狭窄時には緊急的に気管切開などの外科的な気道確保を行うこともあります。

これらの看護では、それぞれの疾患や場面に対応できる知識、技術が必要とされます。具体的には全身管理を必要とする内科的な看護、術後の創部処置などの外科的な看護、QOL が低下した患者さんに対するリハビリ的な看護、がん患者さんや家族に対する精神的な看護、緊急性を要する場面での救急的な看護などがあります。外来ではあらゆる患者さんに対する処置、検査などへの対応や、心理面へのサポートなどの患者さんとのコミュニケーションも重要です。このように専門的知識、技術を幅広く学び、実践することができ、非常にやりがいを感じることができる看護が耳鼻咽喉科・頭頸部外科の看護です。

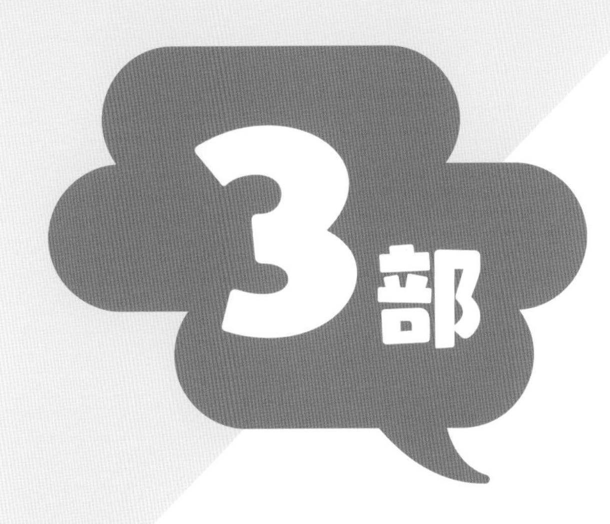


## 1章

# 疾患別診療と看護
# 耳

# 1 急性外耳炎

解剖 p.2 参照

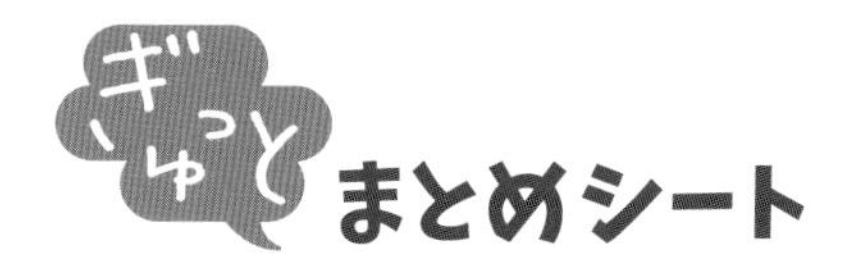


- 急性に発症した外耳道の炎症性疾患。
- 外耳道にさまざまな細菌やウイルスが侵入し炎症が起きる。黄色ブドウ球菌、緑膿菌が主な起因菌である。
- 限局性外耳道炎（耳せつ）・びまん性外耳道炎に分類される。

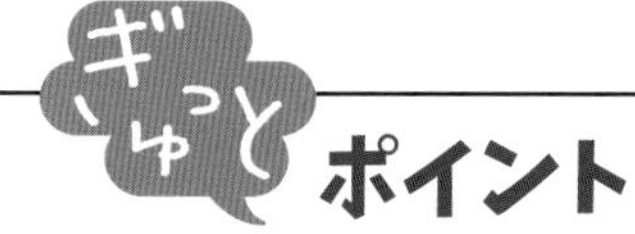


**症状・所見**
- 耳のかゆみ
- 耳痛
- 耳漏
- 耳閉感

**治療**
- 外耳道の清掃
- 点耳薬の投与（抗菌薬、ステロイド薬）

**看護**
- 症状確認
- 生活指導

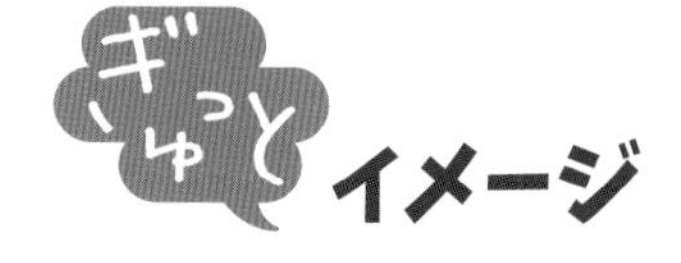


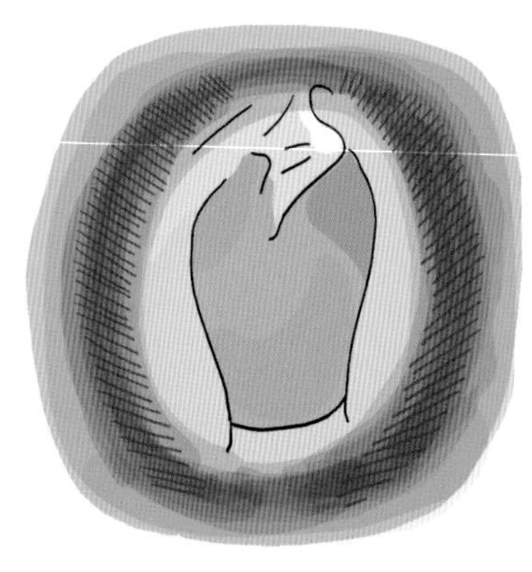

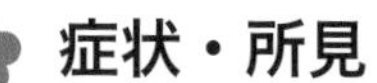

## 症状・所見

- 感染した部位によって**限局性外耳道炎**か**びまん性外耳道炎**に分類される。限局性は外側 1/3 の軟骨部外耳道に発症し、皮脂腺や耳垢腺に細菌感染が起きる。耳せつとも呼ばれる。びまん性は内側 2/3 の骨部外耳道に発症する。機械的外傷で損傷した部分に感染が起きる。
- 感染の主な起因菌は**黄色ブドウ球菌**、**緑膿菌**である。真菌が原因となることもある。
- 耳のかゆみ、（耳介を引っぱったときに増悪する）耳痛などの症状がある。炎症が高度になると耳漏をきたし、外耳道の腫脹が高度である場合には耳閉感を伴う。

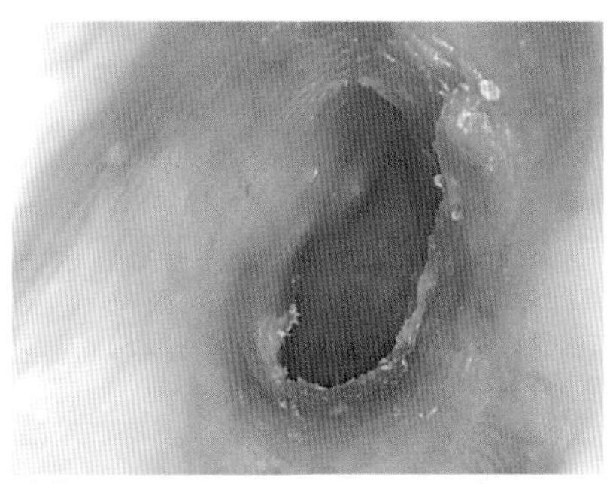

綿棒による耳かきで、外耳道が発赤し、
耳垢が鼓膜付近に貯留。

## 診断

- 問診で耳掃除の頻度やプールなどで耳に水が入らなかったかを確認する。
- 耳鏡で外耳道を観察し、外耳道の発赤、耳漏の有無を確認する。
- 細菌培養検査を行う。

## 治療

- 耳内の清掃を行い、抗菌薬やステロイド薬の**点耳治療**を行う。炎症や疼痛が強い場合には、**抗菌薬や鎮痛薬**を投与する。
- 起因菌が真菌性である場合は、抗菌薬やステロイド点耳によって悪化することがあり、耳内を洗浄することもある。

## 看護

### ▶生活指導を行う

- 耳を触らない、耳掃除をしないようにする。
- 治療中はイヤホン・補聴器の使用を控える。
- シャンプーの際に耳に水が入らないようにする。
- 咀嚼運動で痛みが増す場合には、軟食などの食事の工夫をすすめる。

### ▶正しく点耳薬を投与する （p.31 参照）

# 2 急性中耳炎、急性乳様突起炎

解剖 p.2 参照

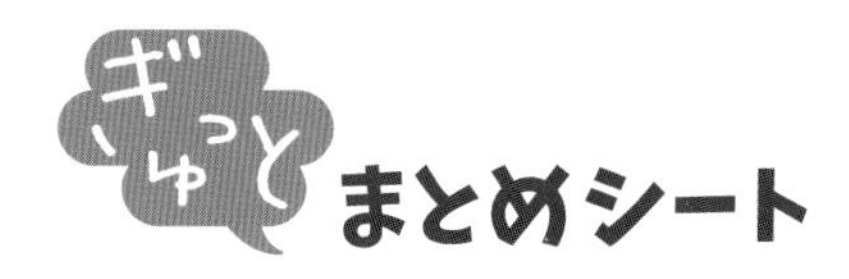


- ☑ 急性中耳炎は鼻腔内の細菌が、上気道炎などをきっかけとして耳管を通して中耳に入り込み、炎症を起こした状態である。
- ☑ 急性中耳炎は 3 歳までが好発年齢である。
- ☑ 急性乳様突起炎は急性中耳炎の悪化した場合に起こる合併症で、中耳の炎症が乳突洞に波及し、膿が耳後部皮下に貯留した状態である。
- ☑ 急性乳様突起炎は乳幼児が好発年齢である。

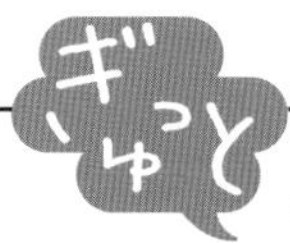


## ポイント

**症状・所見**

- 耳痛、発熱

急性中耳炎

- 耳漏、難聴
- 鼓膜は発赤、中耳腔に膿汁貯留があれば白色膨隆

急性乳様突起炎

- 耳介部の発赤・腫脹、耳介聳立（しょうりつ）

**治療**

急性中耳炎

- 抗菌薬の内服
- 鼓膜穿刺、鼓膜切開
- 鼻・副鼻腔炎、咽頭炎の治療

急性乳様突起炎

- 抗菌薬の点滴投与
- 排膿処置（膿瘍形成）
- 乳突削開術

**看護**

- 症状確認
- 生活指導

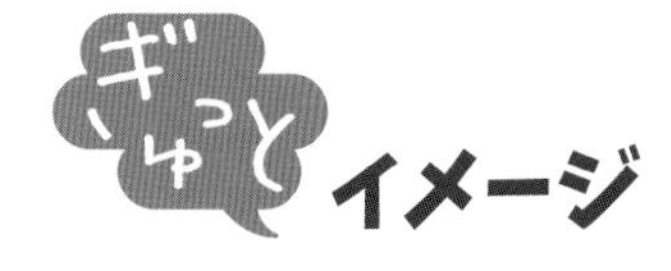


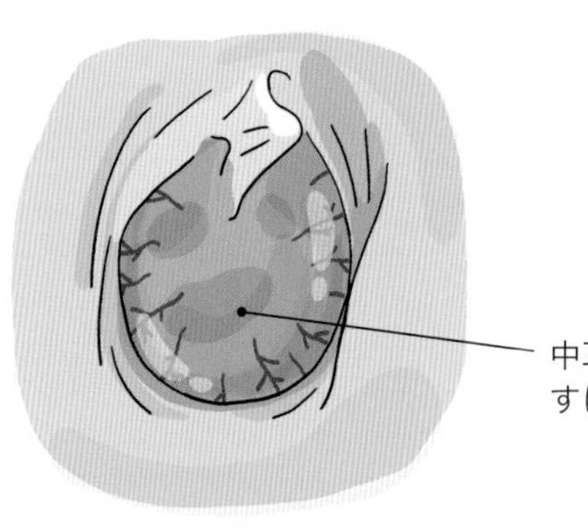

## 症状・所見

### 急性中耳炎

- 鼻腔内の細菌が、上気道炎などをきっかけとして耳管を通して中耳に入り込み、炎症を起こした状態である。
- 小児は耳管が未発達なため、耳管が短く・太く、角度も水平に近いため、鼻腔内の細菌が中耳に入り込みやすく小児の罹患が多い。
- 感染の主な起因菌は**肺炎球菌**、**インフルエンザ菌**である。
- 症状は耳痛や耳漏、耳閉感、発熱などである。
- 鼓膜は発赤する。中耳腔に膿汁の貯留をきたせば、鼓膜は白色で膨隆する。

### 急性乳様突起炎

- **急性中耳炎が増悪し**、炎症が乳突洞に波及し、**耳後部皮下に膿瘍を形成**する。
- 耳介部の発赤・腫脹、耳介聳立（しょうりつ）（耳介が前方に立ってくること）を伴う。
- 強い耳痛があり、発熱も見られる。
- 起因菌に対して感受性のない抗菌薬で治療されると、急性中耳炎の罹患から約 2〜3 週間後に発症する。

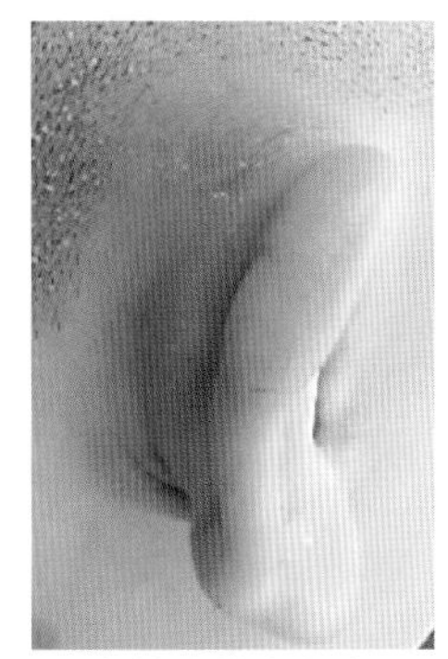

**急性乳様突起炎**
耳介聳立を認める。

## 診 断

- 耳鏡を用い、耳内観察で鼓膜の発赤や白色膨隆を観察する。

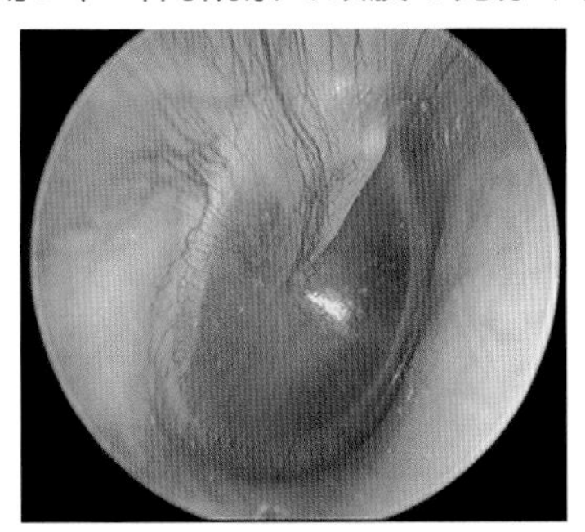

**右正常鼓膜**

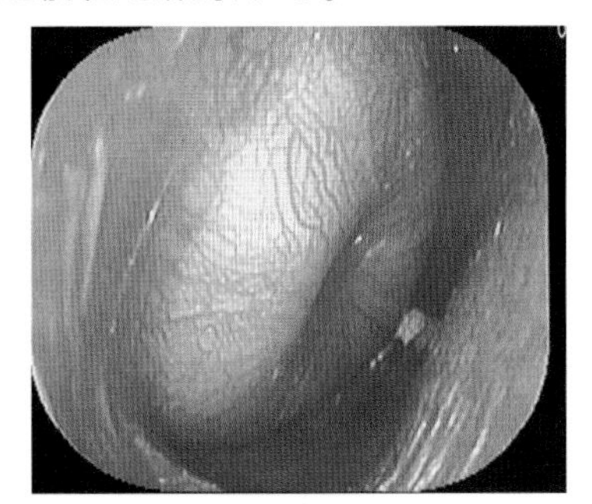

**急性中耳炎**
鼓膜は白色で膨隆（白色の中耳の膿を透見）。鼓膜上の血管が怒張。

- 急性乳様突起炎でも先行する急性中耳炎がある。
- 急性乳様突起炎では、CT、MRI で感染の範囲や骨破壊・膿瘍形成の有無を調べる。

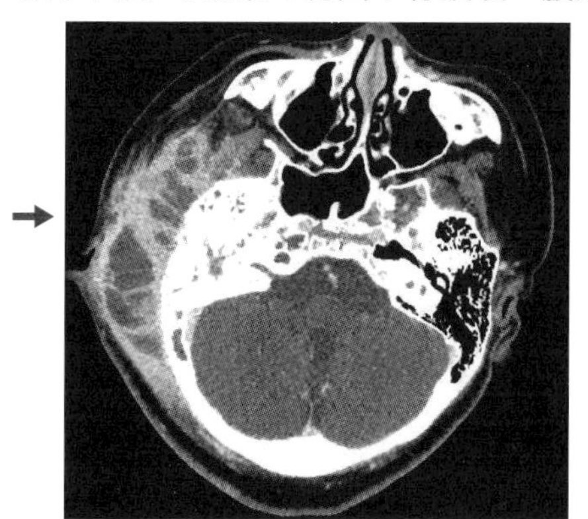

**造影 CT 所見**
右側頭部に膿瘍形成を認める。

## 治 療

### 急性中耳炎

- 治療の柱は**抗菌薬の内服**である。疼痛がある場合は、鎮痛薬の内服も行う。
- 重症の場合には、鼓膜穿刺や切開を行い、排膿を行う。
- 鼻・副鼻腔炎、咽頭炎、上気道炎の治療も同時に行う必要がある。

### 急性乳様突起炎

- 入院の上、**抗菌薬の点滴**を行う。起因菌が同定された場合は、感受性の良い抗菌薬を選択する。
- 膿瘍形成されている場合は、鼓膜切開や耳介後部の**骨膜切開にて排膿**を行う。
- 骨膜切開のみでは排膿が不十分な場合には乳突削開術を行う。

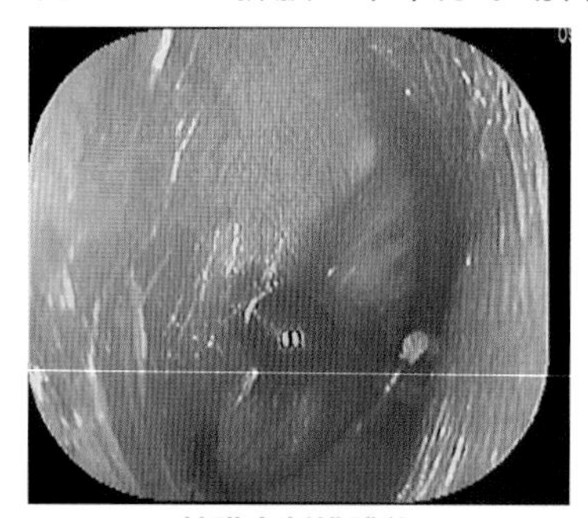

**鼓膜穿刺排膿後**
鼓膜の膨隆は改善している。

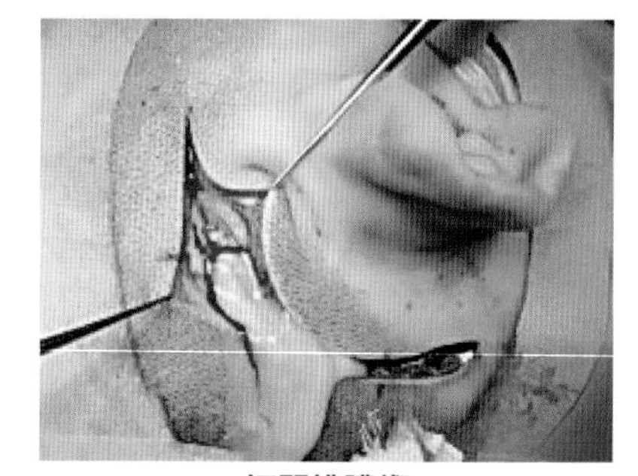

**切開排膿術**
耳後部の切開により、多量の排膿を認める。

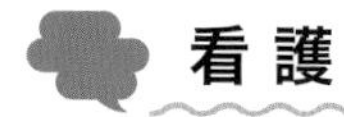

## 看 護

### 受診の必要性を伝える

- 急性中耳炎は症状が改善していても完治していない可能性がある。反復しやすい疾患のため、完治するまで受診の継続の必要性を伝える。

### 生活指導を行う

- 中耳炎の反復を予防するためには、生活指導が大切である。
- 集団保育に通っている小児は特に、こまめに手洗いを行う。
- 受動喫煙は良くないため、子どもの前で喫煙しないように伝える。
- 母乳やミルクが耳管から中耳に入らないように、授乳時は患児の頭を高くして行う。
- 定期的に鼻をかみ、鼻すすりは避ける。鼻をかめない場合は、適宜鼻水を吸引する。

### 入院生活に慣れることができるように関わる

- 入院が初めての乳幼児は、不安と全身の倦怠感などにより機嫌が悪いことが多い。
- 保護者の協力も得ながら、入院生活に慣れるように声をかける。
- 診察や処置などが終わったときには、「よくがんばったね」と頑張りを認め、患児をほめる。

### 症状観察を行う

- 乳幼児は自分から症状を訴えないため、こまめな観察が必要である。
- 耳に手をあてたり、触っている仕草から病状を判断することも大切である。

# 3 滲出性中耳炎

解剖 p.2 参照

## ぎゅっと まとめシート

- ☑ 鼓膜穿孔がなく、鼓室内に滲出液が貯留した状態である。
- ☑ 耳痛や発熱などの急性炎症の症状は伴わない。
- ☑ 4～6歳に好発する。
- ☑ 耳管狭窄が原因であることが多い。

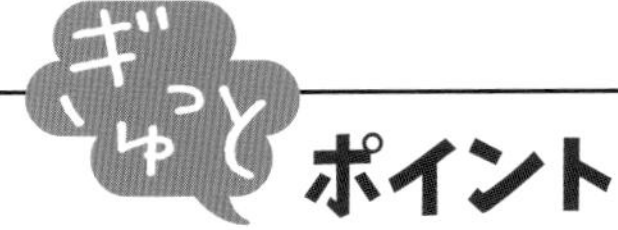

## ポイント

**症状・所見**

- 難聴、耳閉感
- 鼓膜から滲出液貯留を透見
- ティンパノメトリーはB型またはC型

**治療**

- 経過観察が基本
- 保存療法は耳管通気、粘液溶解薬の内服
- 手術療法は鼓膜切開術、鼓膜換気チューブ留置術

**看護**

- 小児は症状を訴えないことを考慮

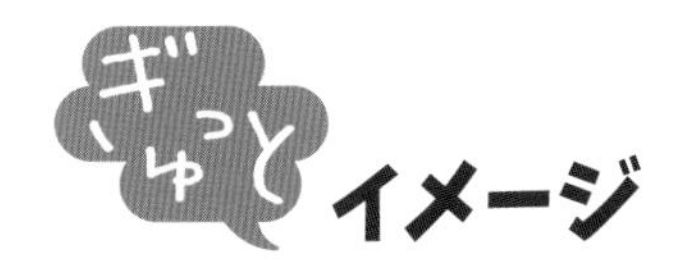

## イメージ

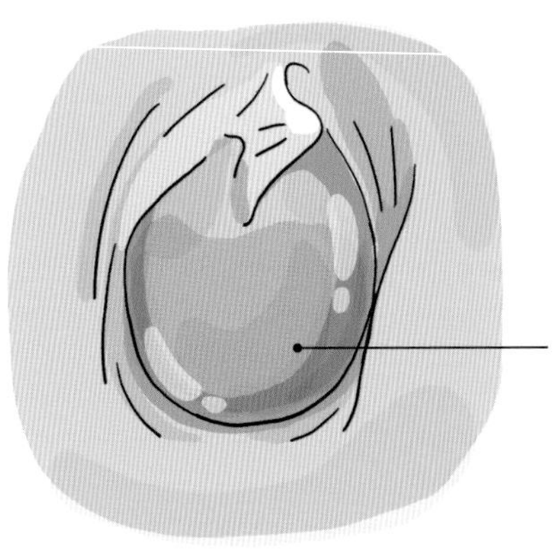

鼓膜内に
滲出液の
貯留がみられる

## 症状・所見

- 難聴、耳閉感がある。
- 耳痛や発熱などの急性炎症の症状は伴わない。
- 鼓膜穿孔はなく、**鼓室内に滲出液貯留**がみられる。
- 鼓室は陰圧であり、鼓膜はやや陥凹する。鼓膜の色調は鼓室内滲出液の性状を反映し、透明・黄色や褐色を呈する。
- 好発年齢は４～６歳である。
- 小児は耳管機能が未熟なため、急性中耳炎からの移行で発症することがある。
- 高齢者も耳管の開閉機能が低下するため、滲出性中耳炎になりやすい。
- 鼻炎・副鼻腔炎など、感染を契機として発症することもある。
- 成人で片側性の場合は、まれに咽頭癌などの上咽頭疾患が原因となることがあり、見落とさないように注意する。

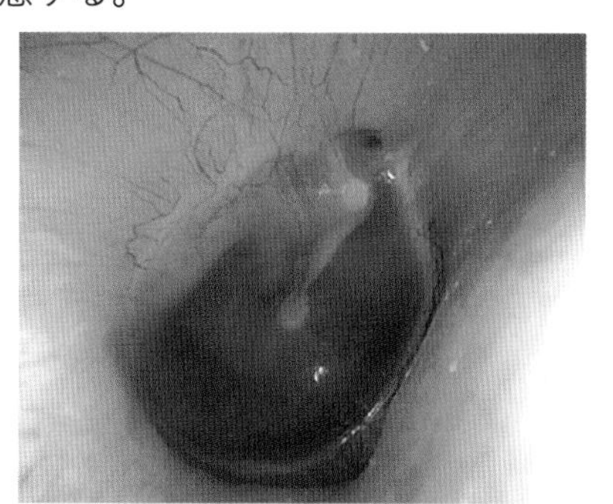

**滲出性中耳炎**
鼓膜はやや陥凹し、黄褐色を呈している。

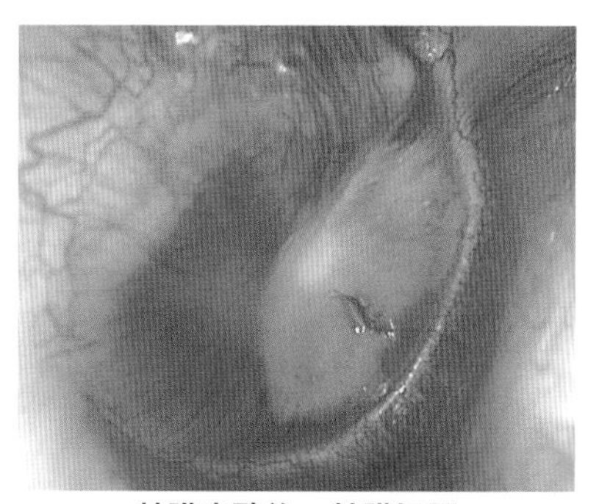

**鼓膜麻酔後、鼓膜切開**

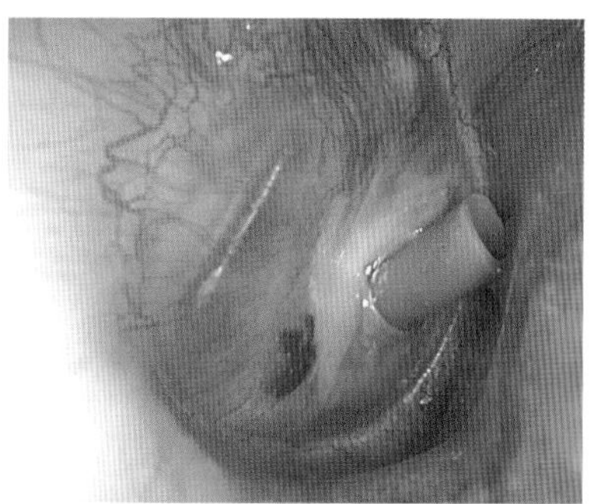

**鼓膜換気チューブ留置**

## 診断

- ティンパノメトリーで鼓室内貯留液の診断を行う。B型（貯留液がある）またはC型（鼓膜の内側の圧が低い）を示す。
- 耳鏡検査の鼓膜所見と合わせ診断を行う。

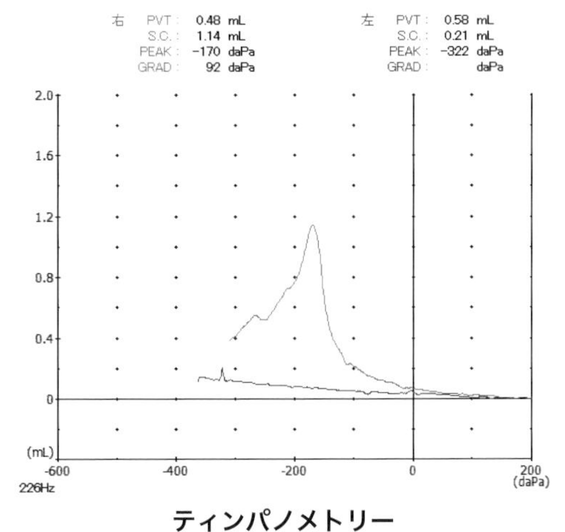


**ティンパノメトリー**
この症例では右がC型、左がB型である。

## 治療

- **基本的には保存的治療**を行う。3か月以上症状が遷延する場合、外科的治療の対象となる。
- 保存的治療は、**粘液溶解薬の内服**や鼻・副鼻腔炎などの治療や**耳管通気***を行う。
  *鼻から耳管の入り口まで器具を入れ、直接耳管に空気を送り込み、滲出液の排出を促す。
- **外科的治療では鼓膜切開**を行う。鼓膜切開により滲出液を吸引すれば症状は改善する。しかし、切開創は1週間以内におおむね自然に閉鎖してしまうため、**鼓膜換気チューブ**を挿入する。

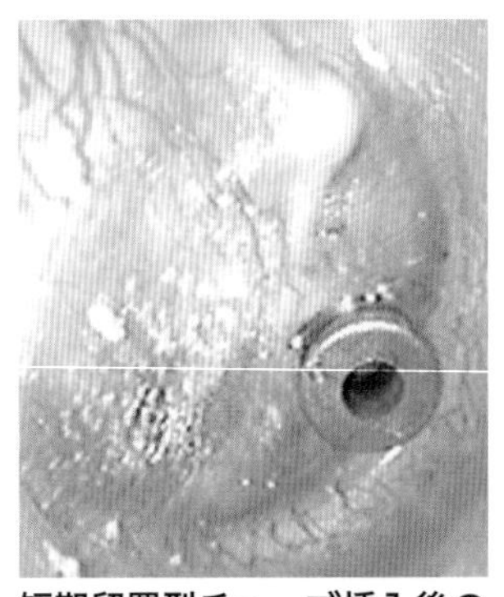

**短期留置型チューブ挿入後の鼓膜**
チューブは小さく、自然脱落しやすいが、穿孔残存率は低い。

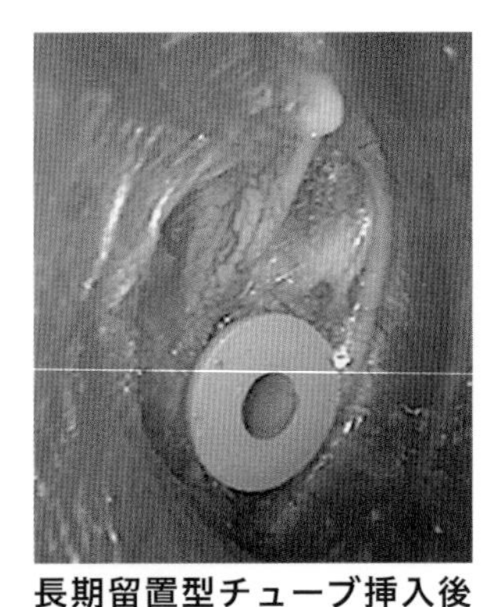

**長期留置型チューブ挿入後の鼓膜**
チューブは大きく、自然脱落しにくいが、穿孔残存率は高い。

## 看護

### 小児では保護者に症状の確認を

- 小児は自覚症状の訴えがないため、保護者が難聴に気づくことが多い。
- テレビの音量がいつもよりも大きい、声掛けに対して返事をしない、聞き返すことが多いなどがあれば難聴を疑う。
- 乳幼児の場合は、耳に何度も手がいくなどの行動がみられる。

### 安全に診察できるように

- 小児は不安や恐怖心から体動を強く伴うことがある。保護者の協力を得ながら、身体を固定し、安全かつ迅速に診察が行えるように介助を行う（p.125参照）。
- 不安を取り除く声かけや、診察が終わったあとには「よくがんばったね」と声をかけることも大切である。

### 生活習慣の確認を

- 鼻すすりは症状悪化のリスクがある。鼻すすりは行わず、鼻をしっかりとかむことが大切である。
- 鼓膜切開や鼓膜換気チューブを挿入している場合は、耳の中に水が入らないようにプール（潜水や飛び込み）は控えよう。

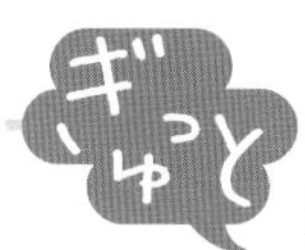


## 器機紹介

### ティンパノメトリー

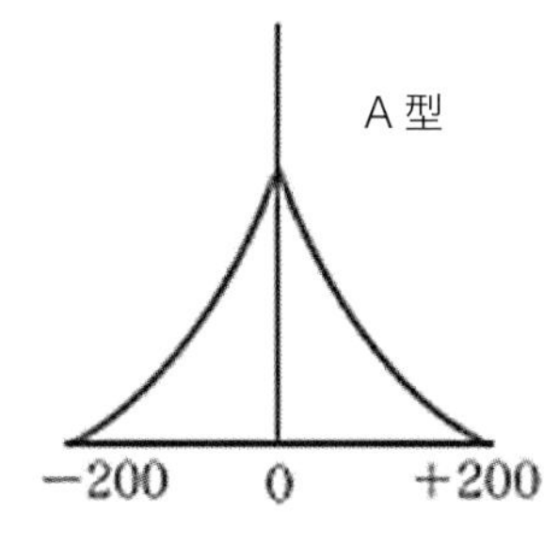


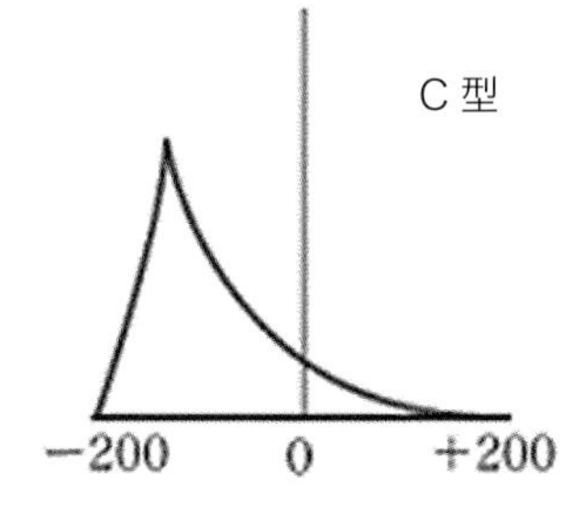


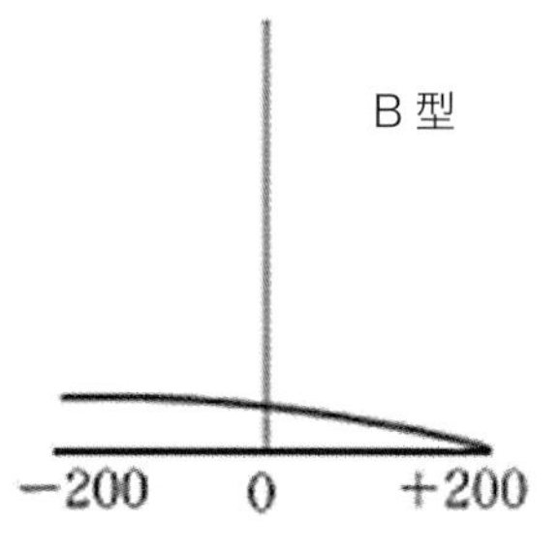


- 中耳の状態を調べる検査である。鼓膜や中耳に疾患が疑われるときに行われ、鼓膜に陽圧や陰圧を加えながら、鼓膜の動きやすさを測定する。

A型：0付近にグラフのピークがあり、鼓膜が振動しやすい状態（正常）。

C型：中耳の空気圧調整が悪く、低い圧になっている場合、グラフのピークがマイナスの方向に移動する（滲出性中耳炎や耳管狭窄症など）。

B型：中耳に貯留液が溜まり、鼓膜が動かないため、グラフのピークができない（滲出性中耳炎や癒着性中耳炎など）。

# 4 慢性中耳炎

解剖 p.2 参照

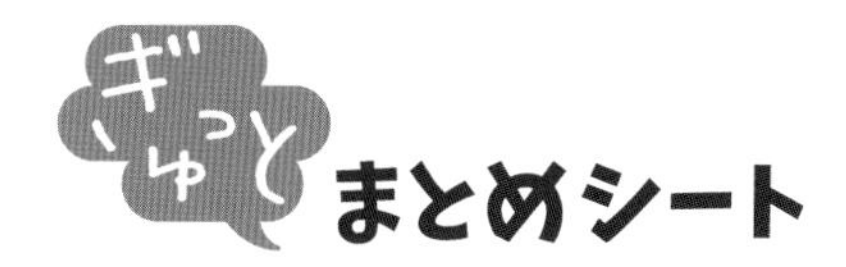


まとめシート

- 鼓膜に穴があり、外耳道の細菌が中耳腔に侵入して炎症を繰り返す疾患である。
- 鼓膜穿孔・耳漏・伝音難聴が三大症状である。
- 耳漏の起因菌は、黄色ブドウ球菌、緑膿菌が多い。

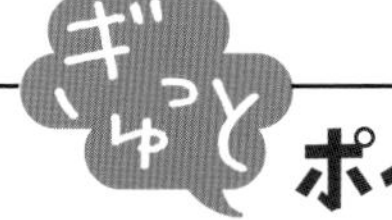


ポイント

| 症状・所見 | 治療 | 看護 |
| --- | --- | --- |
| ▶鼓膜穿孔<br>▶耳漏<br>▶伝音難聴 | ▶保存療法：耳洗浄、抗菌薬投与<br>▶手術療法：鼓膜穿孔閉鎖術、鼓膜形成術、鼓室形成術 | ▶日常生活の指導<br>▶周術期管理 |

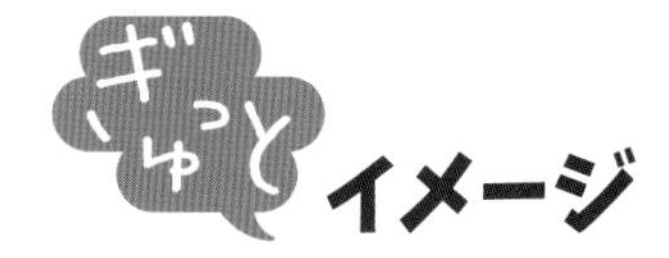


イメージ

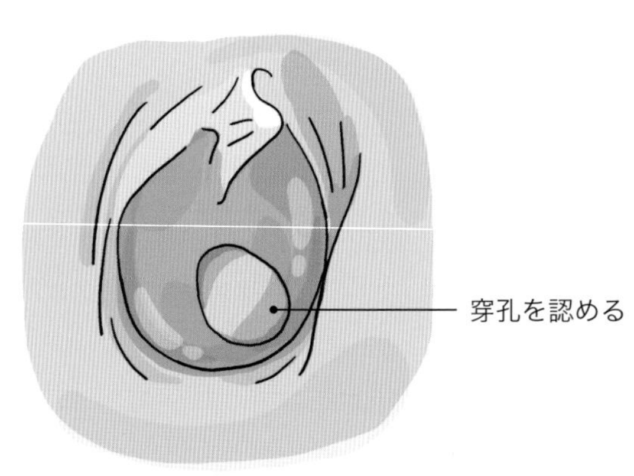

##  症状・所見

- 急性中耳炎の遷延などによって、鼓膜に穴が空いた状態である。
- 外耳道の細菌が中耳腔に侵入したり、鼻腔の細菌が耳管から中耳腔に侵入して、炎症をきたし耳漏を繰り返す。
- 鼓膜の穿孔、耳小骨の可動性不良により、伝音難聴を呈する。
- **鼓膜穿孔・耳漏・伝音難聴**が三大症状である。
- 炎症が内耳に波及すれば感音難聴やめまいを生じることもある。

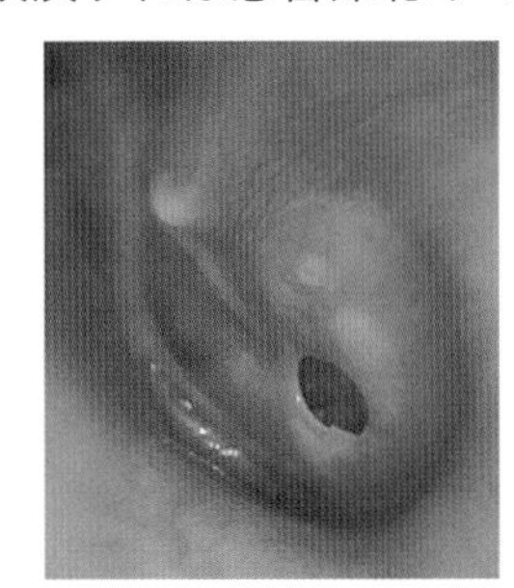

**左慢性中耳炎**
鼓膜下象限に穿孔を認める。

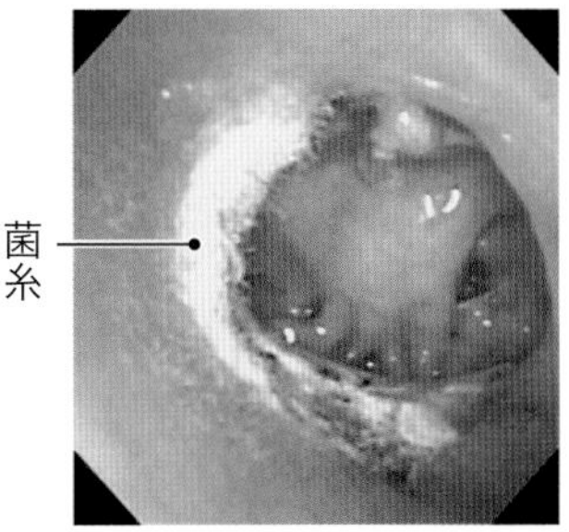


**左慢性中耳炎**
鼓膜は大穿孔でほぼ全欠損。真菌感染による菌糸を認める。

## 診 断

- 耳鏡で耳内の診察を行い、鼓膜穿孔を確認する。
- 耳漏の頻度を問診する。
- 聴力検査で伝音難聴の程度をみる。
- 鼓膜に綿花などを当てて穿孔を一時的に閉鎖するパッチテストを行い、その聴力改善の程度を確認する。

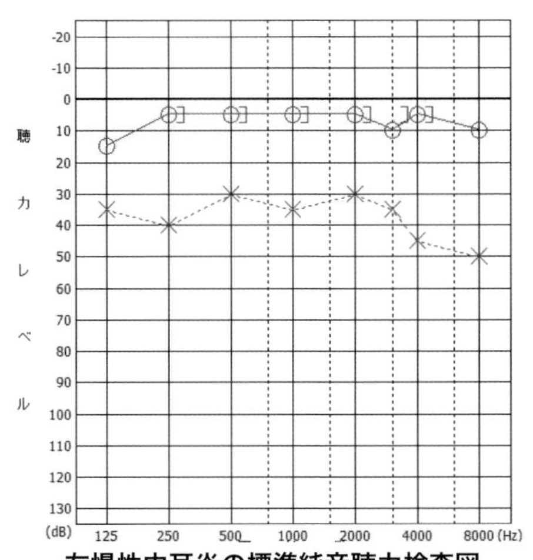


**左慢性中耳炎の標準純音聴力検査図**
気導骨導差 30dB 程度の左伝音難聴を認める。

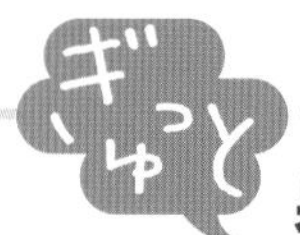


## 器機紹介

### 簡易聴力検査

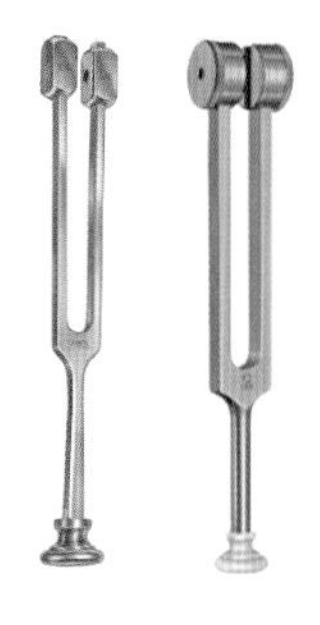

音叉

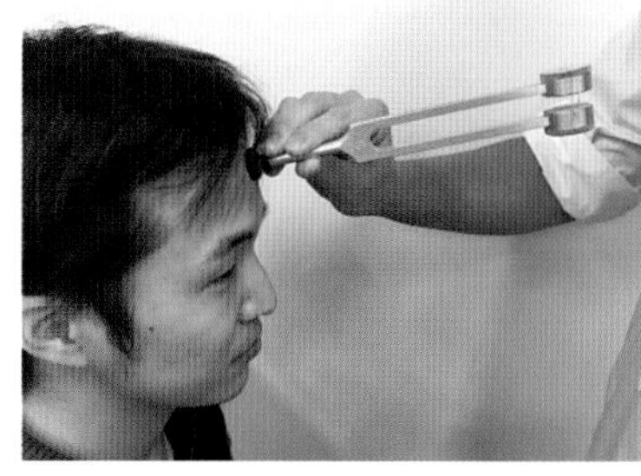

ウェーバー法

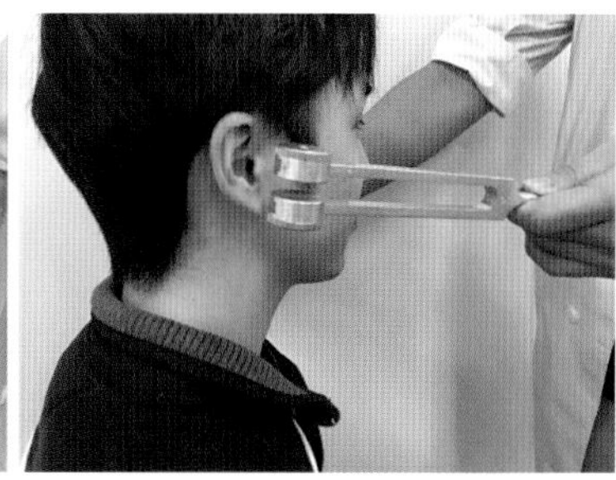

リンネ法

- 音叉（おんさ）は、オージオメータを使用できないベッドサイドや救急外来での聴力検査に有用である。伝音難聴、感音難聴など難聴の部位診断も可能である。
- ウェーバー法では、音叉を前頭部にあて、左右どちらに音叉の音が聞こえるか確認する。伝音難聴では患側に偏位し、感音難聴では健側に偏位する。
- リンネ法では、音叉をまず乳様突起部にあて、聞こえなくなったら同側の外耳道に近づけて聞こえるかを確認し、聞こえればリンネ陽性で、正常または感音難聴を示し、聞こえなければリンネ陰性で、伝音難聴を示す。

## 治療

- 耳漏に対しては、耳洗浄や抗菌薬の点耳薬で保存的に治療を行う。
- 鼓膜穿孔に対しては、手術療法を行う。パッチテストで聴力改善があり、鼓膜穿孔が小さい場合には、鼓膜穿孔閉鎖術や鼓膜形成術を行う。パッチテストで聴力改善がなく、耳小骨の可動性不良が疑われる場合や、鼓膜穿孔が大きい場合には、鼓室形成術を行う。

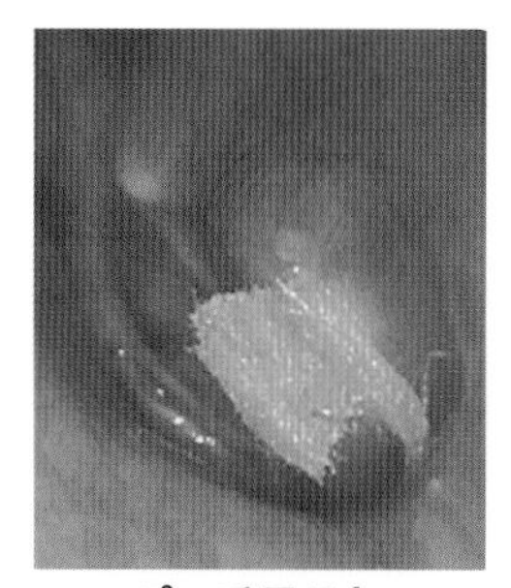

**パッチテスト**
綿花などを用いて鼓膜穿孔を簡易的に塞ぎ聴力の変化を確認する検査。

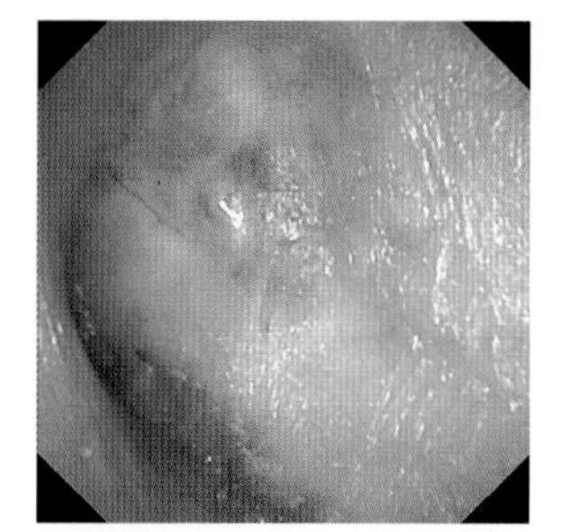

**左慢性中耳炎鼓室形成術後1年**
鼓膜穿孔は閉鎖している。

## 看護

### 日常生活の指導を行う

- 感染の原因となるため、患者本人での耳掃除はしないようにする。
- 入浴やシャワーのときには、耳栓などを用いて耳の中に水が入らないようにする。
- 感冒に罹患しないようにする。

### 周術期看護を行う

（p.35 参照）

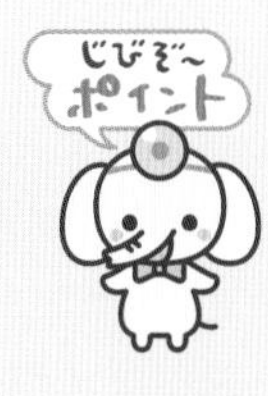


**点耳薬は常温で使う**

- 耳洗浄液や点耳薬が冷たいとめまい症状が起きるため、体温程度に温めてから行う。
- 点耳薬の使用方法

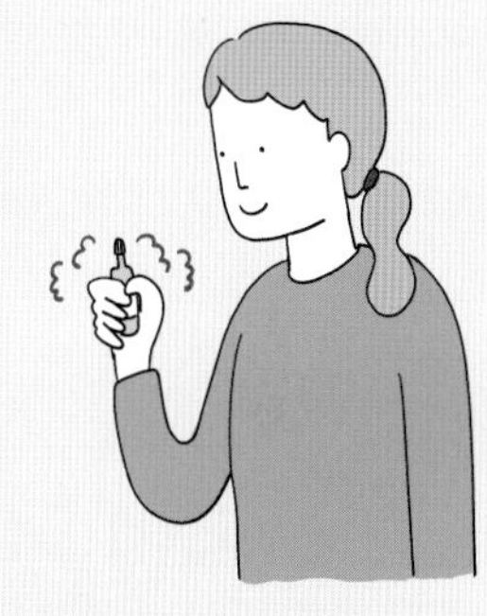

①点耳薬を手で握って、薬液を体温程度に温める。
②薬をさすほうの耳を上にして横向きに寝る。
③耳たぶを後ろに引っ張るようにして、点耳薬の先端が耳にふれないように指示量を滴下する。

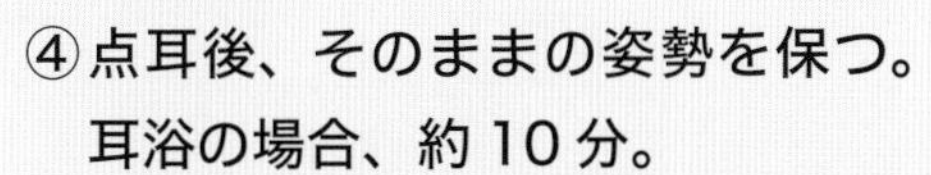

④点耳後、そのままの姿勢を保つ。耳浴の場合、約 10 分。

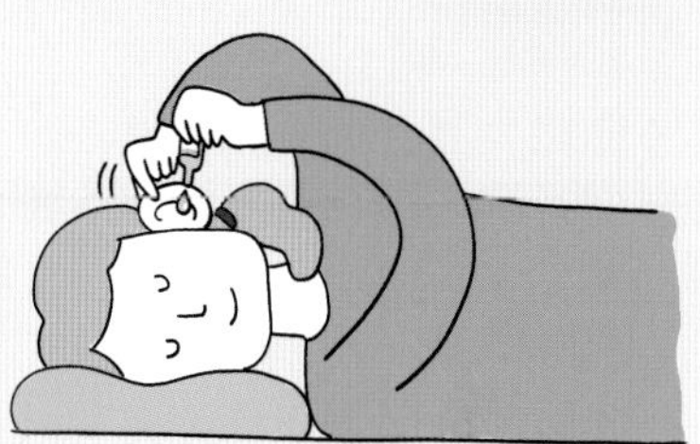

⑤終了後、清潔なテッシュペーパーなどを耳にあてて起き上がり、耳の外に流れ出た薬をふき取る。
⑥点耳薬が複数本ある場合は、1 本ずつ繰り返し行う。

# 5 真珠腫性中耳炎

解剖 p.2 参照

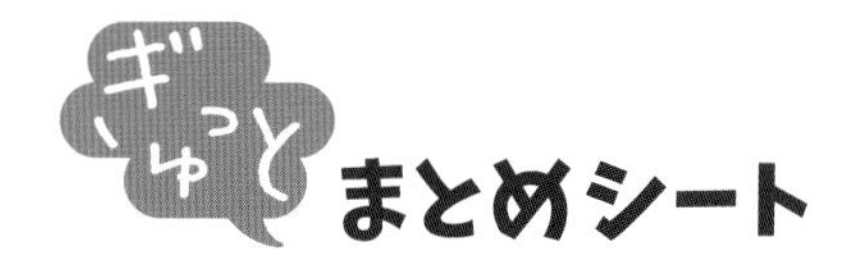


- ☑ 中耳や中耳周辺の骨や組織を破壊する病変であり、血性耳漏、顔面神経麻痺、混合性難聴などが出現する。
- ☑ 病理は角化扁平上皮である。悪性腫瘍ではない。
- ☑ 治療は手術であるが、再発を起こしうる。
- ☑ 先天性、後天性があり、その機序は全く異なる。

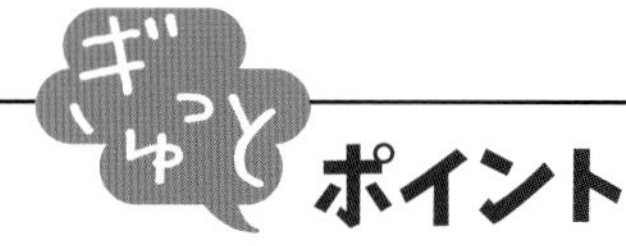


**症状・所見**

- 血性耳漏、伝音難聴
- 進行例では、顔面神経麻痺、混合性難聴、めまい、頭痛、発熱
- 鼓膜所見

  先天性→鼓膜から透見する白色の腫瘤

  後天性→鼓膜陥凹や鼓膜穿孔から中耳腔に侵入する上皮角化物

**治療**

- 手術（鼓室形成術＋乳突削開術）

**看護**

- 周術期看護

ぎゅっと イメージ

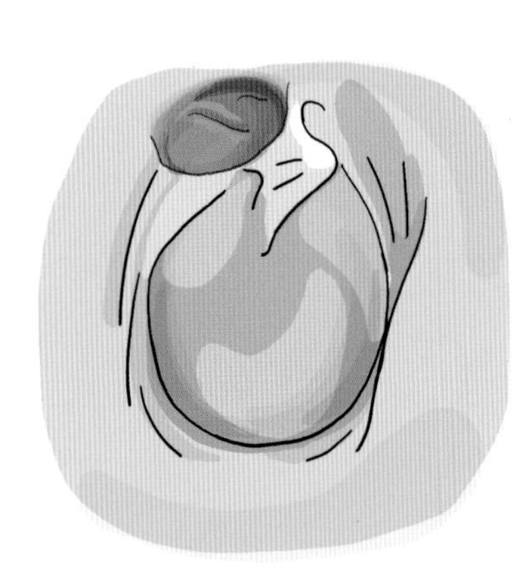

## 症状・所見

- **初期には症状を呈さず**、検診などで偶発的に発見されることも多い。進行すると耳小骨破壊による**伝音難聴**、炎症産物による**耳漏**、周囲組織の損傷による**耳出血**などを生じる。
- 蝸牛を破壊すると、感音難聴をきたして、伝音難聴とともに混合性難聴となる。
- 顔面神経管破壊により顔面神経が侵されることで**顔面神経麻痺**が生じる。
- 半規管破壊（特に外側半規管が浸潤されやすい）による**めまい**。
- 頭蓋内に感染が及ぶと、静脈血栓症、化膿性髄膜炎、脳膿瘍などが起こり、頭痛や発熱をきたす。

### 概念・病態

☑ 先天性中耳真珠腫

- 胎生期に扁平上皮が中耳腔へ迷入する。その結果、中耳腔で角化扁平上皮が貯まり、徐々に大きくなることで、やがて周囲の構造物を破壊する。
- 鼓膜は正常であり、鼓膜と真珠腫に連続性はないが、中耳腔に存在する真珠腫を白色腫瘤として透見する。
- 中耳炎の合併や既往は病態と特に関係はない。

☑ 後天性中耳真珠腫

- 耳管狭窄や鼻すすり癖により中耳腔内が陰圧になると、鼓膜の陥凹をきたし、鼓膜由来の扁平上皮が鼓室へ侵入する。鼓膜陥凹部で角化扁平上皮が堆積し、やがて周囲の構造物を破壊する。
- 鼓膜陥凹は鼓膜緊張部と比較して鼓膜弛緩部の方で生じやすい。
- 鼓膜穿孔縁から角化扁平上皮が中耳腔に侵入する、中心穿孔型と呼ばれる型もある。

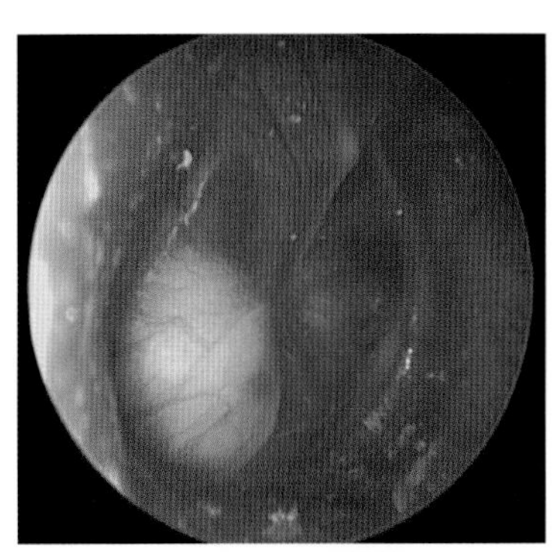

**先天性中耳真珠腫**
鼓膜から白色腫瘤が透見できる。

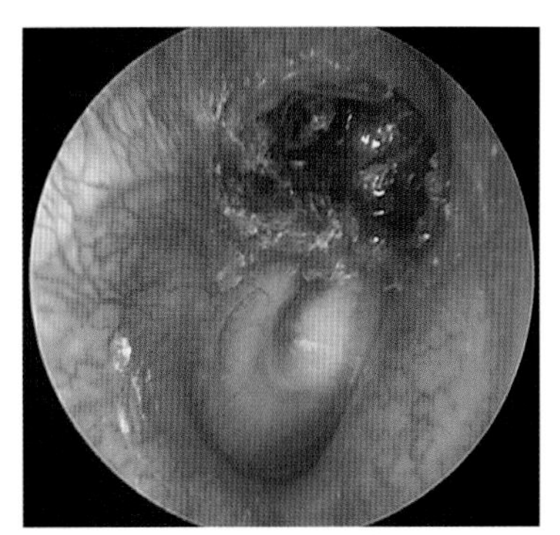

**後天性中耳真珠腫**
鼓膜弛緩部が陥凹し、角化扁平上皮が堆積。

## 診 断

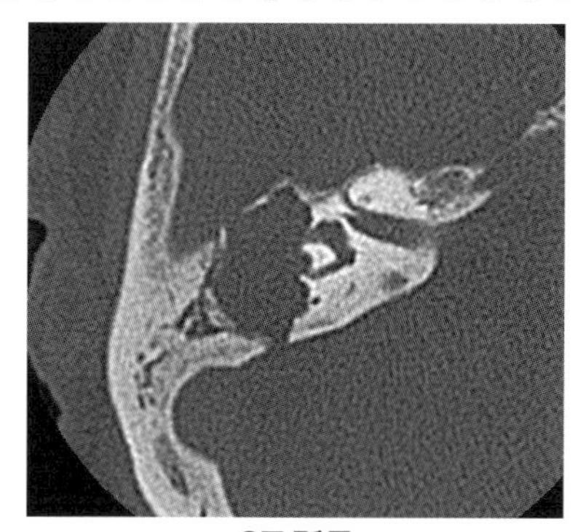

**CT 所見**
外側半規管、頭蓋底の骨破壊を認める。

- 耳鏡で、鼓膜の陥凹、角化扁平上皮の堆積、白色腫瘤の透見などの鼓膜所見をみる。
- **側頭骨 CT** で、含気不十分な乳突蜂巣、骨破壊像、軟部陰影などを確認する。進展評価、手術方針の決定に用いる。
- MRI〔特に拡散強調画像（diffusion weighted image：DWI）は診断に有用〕を行う。上皮角化物が貯留した箇所では DWI で高信号を示す。
- 聴力検査：伝音難聴（感音難聴箇所もある場合は内耳進展あり）

## 治 療

- **鼓室形成術**を行う。進展範囲が広ければ、乳突削開術を併施する。

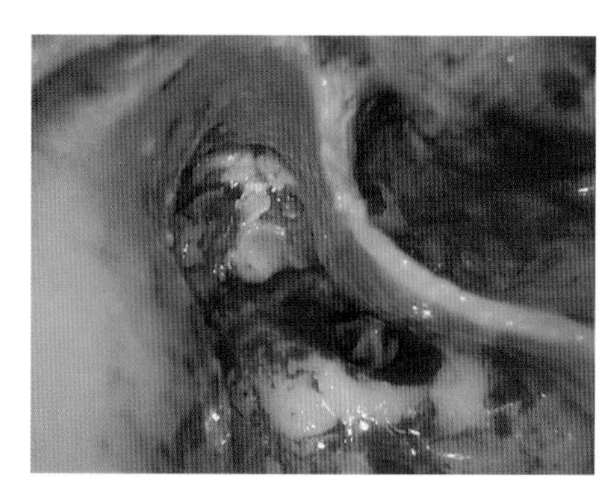

**鼓室形成術**
キヌタ骨摘出後、ツチ骨の前方に真珠腫の角化扁平上皮を認める。

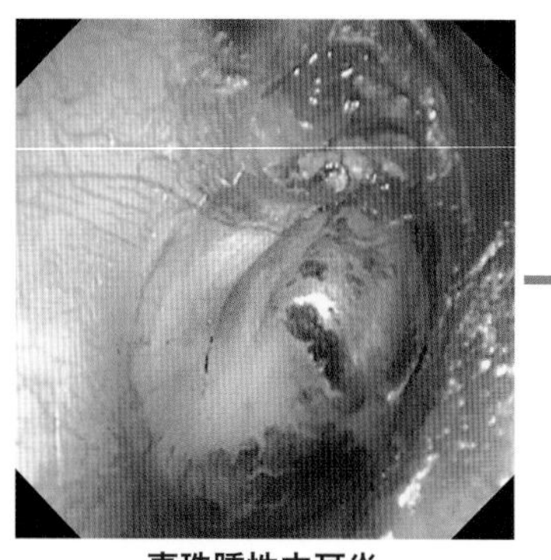

**真珠腫性中耳炎**
鼓膜弛緩部が陥凹し、炎症性肉芽が隆盛している。

→

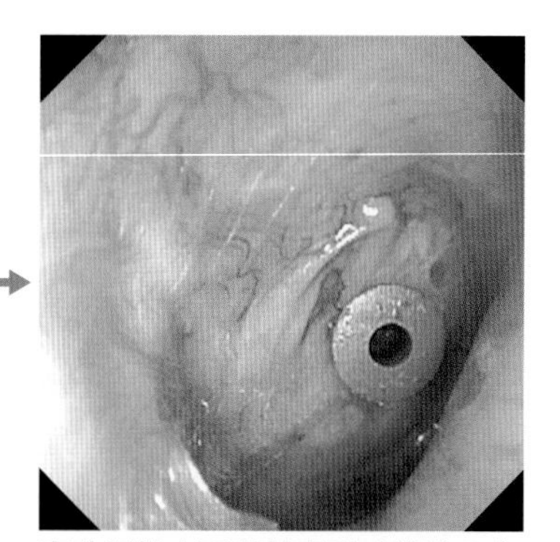

**真珠腫性中耳炎鼓室形成術後 1 年**
真珠腫によって破壊された上鼓室の外側壁を耳珠軟骨を用いて再建。鼓膜再陥凹防止のために鼓膜換気チューブを留置。

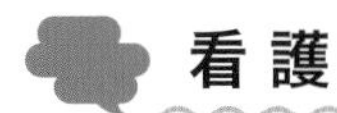

## 看護

### 手術管理を行う

- 術後に嘔気・嘔吐・めまい、出血、耳痛、耳鳴、顔面神経麻痺などの症状の観察を行う。
- 中耳腔の圧変動や細菌感染を防ぐため、**鼻かみを避ける**。
- 聴力回復には時間を要するため、焦ることはないなどと伝え、不安のケアに努める。

### 真珠腫の由来は？

- ☑ Cruveilhier 博士が初めに真珠のような腫瘍と報告したことがきっかけ。
- ☑ 先天性真珠腫であれば鼓膜からまさに真珠のような白色塊が透見できる。
- ☑ 後天性真珠腫においても、陥凹した真珠腫母膜を中耳腔側から観察すると、真珠のような白色塊として観察できる。

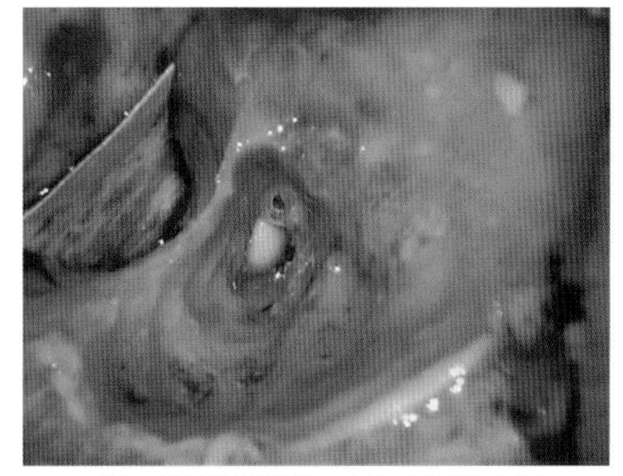

**後天性真珠腫に対する乳突削開術**
乳突洞口に真珠腫を認める。

# 6 耳垢塞栓、外耳道異物

解剖 p.2 参照

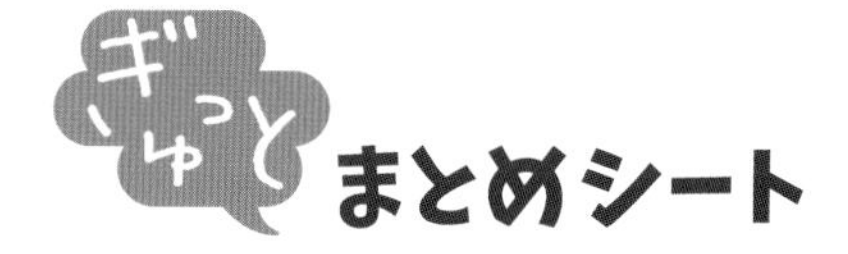


☑ 耳垢塞栓：耳垢が貯留し、外耳道を塞いだ状態。小児と高齢者に多い。

☑ 外耳道異物：外耳道に異物が入った状態。小児に多くみられる。

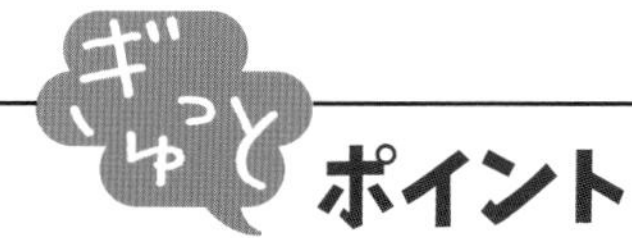


**症状・所見**
- 耳閉感
- 耳痛
- 耳鳴
- 耳の違和感

**治療**
- 耳垢除去
- 異物除去

**看護**
- 耳掃除の指導
- 小児では処置の際に、体を抑える

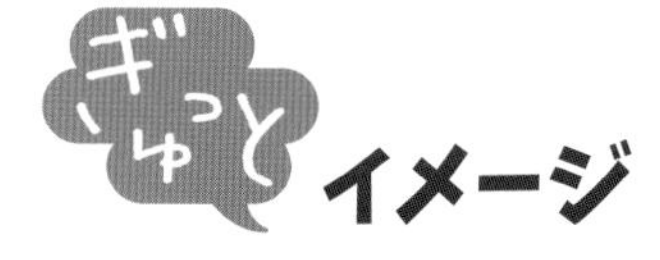


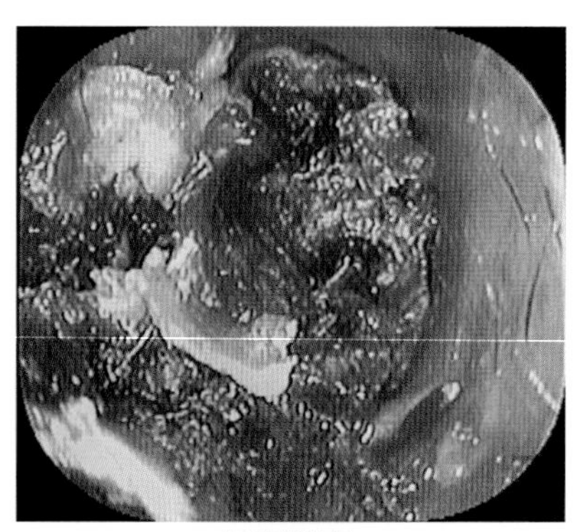

**耳垢栓塞**
外耳道内に充満する耳垢を認める。

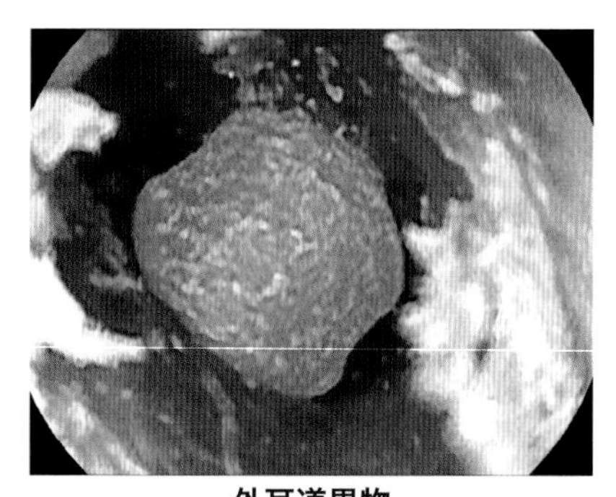

**外耳道異物**
外耳道内に異物（ビーズ）を認める。

## 症状・所見

- 耳垢塞栓とは、耳垢が外耳道につまり、鼓膜が見えない状態。
- 外耳道異物とは、外耳道に異物が入った状態。
- 耳閉感、耳痛、耳鳴、聞こえにくさ、耳の違和感などがみられる。
- 外耳道損傷を合併している場合もある。
- 外耳道異物の種類

  小児：BB弾、ビーズ、玩具、小石、虫など

  成人：綿棒の先、ピアス、毛、虫など

## 診 断

- 外耳道内の診察を行い、耳垢により外耳道を狭窄か閉塞しているか、異物が侵入しているか確認する。

## 治 療

### 耳垢塞栓

- 点耳薬を投与し、耳垢を軟化させてから除去を行う。
- 無理をして除去をすると、外耳道皮膚を損傷する恐れがある。

### 外耳道異物

- 異物を鉗子や吸引管で除去する。
- 虫の場合は、オイルやアルコール、キシロカインスプレーなどを耳内に噴霧し、虫の動きを抑えてから摘出する。
- ほとんどが外来で除去できるが、外耳道にはまり込んでいる場合や小児で体動が強い時などは、全身麻酔下で除去を行うこともある。
- 除去後に外耳道損傷をきたしている場合は、点耳薬の投与を行う。

## 看 護

### 耳垢塞栓

- 自身で耳掃除をせずに、3〜6か月ごとに耳鼻科に通いましょうなどと、耳掃除の指導をする。

### 外耳道異物

- いつから外耳道異物が侵入したのか確認する。
- 小児の場合、正確に侵入時期を伝えられない場合があるため、注意深く問診する。
- 無理に取り出そうとすると逆に押し込んでしまうため、自身で耳を触らないようにする。

# 7 突発性難聴

解 剖 p.3 参照

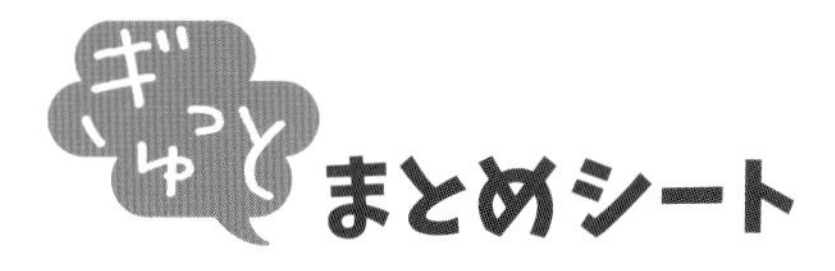

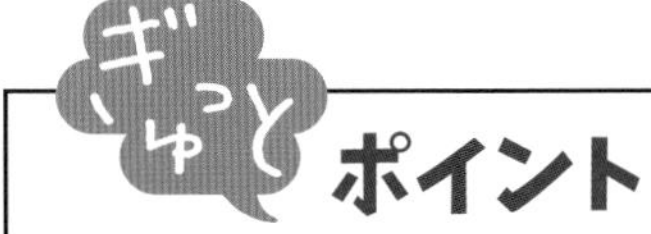

## ぎゅっとまとめシート

☑突然生じる原因不明の感音難聴である。

☑めまいを伴うことがある。

☑発症早期に治療を開始することが重要である。

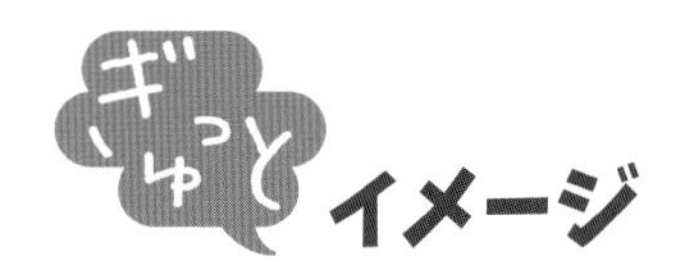

## ぎゅっとポイント

**症状・所見**

- 難聴
- 片側が多い
- めまい
- 耳鳴
- 耳閉感

**治 療**

- 副腎皮質ステロイド
- 循環改善薬
- ビタミン剤

**看 護**

- 発症日
- 聞こえの程度
- 副腎皮質ステロイド治療の副作用（不眠・消化器症状）

## ぎゅっとイメージ

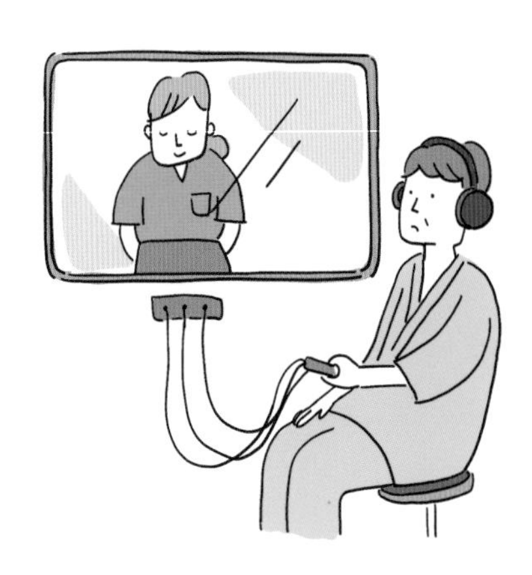

## 病態・症状

- **突然、多くは片側の難聴**を生じる。**めまいを伴う**こともあるが、耳以外の脳神経症状は生じない。
- 難聴の程度は軽度のものからほとんど聞こえない高度なものまである。
- 原因としてウイルス感染や内耳循環障害などが考えられているが、はっきりとした原因はまだわかっていない。発症にはストレスや不規則な生活などがきっかけとなることもある。
- 症状は一度だけ（数日続く）で、繰り返すことはない。繰り返す場合は、メニエール病や聴神経腫瘍など他の疾患を考慮する。

## 診 断

- 鼓膜所見は正常で、**純音聴力検査で感音難聴**を認める。

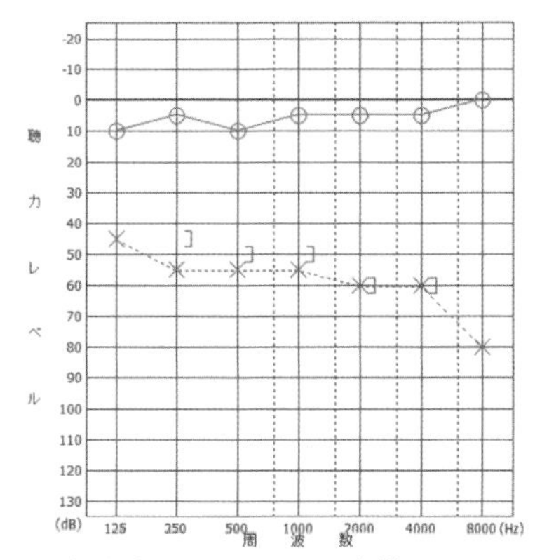


軽度難聴：25～40dB 未満
中等度難聴：40～70dB 未満
高度難聴：70～90dB 未満
重度難聴：90dB 以上

- フレンツェル眼鏡で眼振を観察する（p.51 参照）。
- 純音聴力検査以外に他覚的に測定した聴力検査（耳小骨筋反射など）も行い、機能性難聴を除外する。
- 必要に応じて MRI で聴神経腫瘍を除外する。

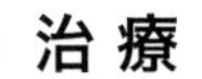

## 治療

- できるだけ早期に副腎皮質ステロイド薬を漸減投与する。年齢や合併症に応じて投与量を調整する。循環改善薬を併用することもある。糖尿病と肝炎には注意（p.56参照）。
- 耳や脳への酸素供給量の改善を図る高圧酸素療法を行うこともある。
- 合併症やめまい症状の程度により、入院下で治療を行う。
- ストレスの軽減など生活環境を整える。

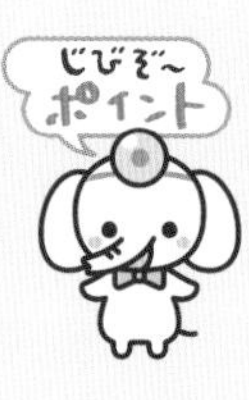


**治療効果**

- 3分の1が治癒し、3分の1が軽度回復、3分の1は変わらないもしくは悪化といわれている。
- 高齢、めまいを伴う例、難聴が高度な例、治療介入が遅れた例は予後不良群とされる。

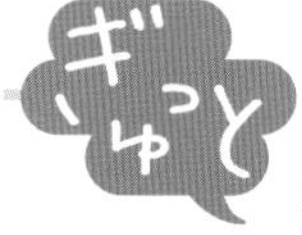


## 器機紹介

**標準純音聴力検査**

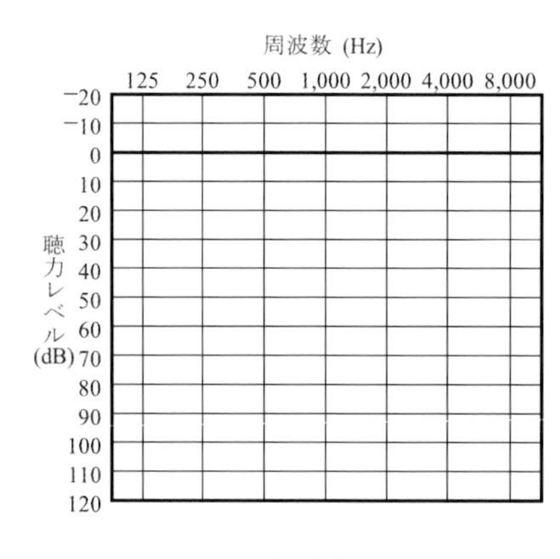


聴力検査像

聴力検査室

- 標準純音聴力検査（オージオグラム）では、右耳の気導は○（赤字）で左耳の気導は×（青字）で記入する。また、右耳の骨導は［（赤字）、左耳の骨導は］（青字）で記入する（p.39参照）。
- 聴力検査では右図のように、患者は防音室に入ってまわりの音を遮断して検査する。

## 看護

### 外来看護

- 発症後、早期に治療を開始することが大切である。
- 程度により、入院治療が早期にできるように家庭や職場の調整を促す。

### 緊急入院：突発性難聴の病棟看護

- 聴力に合わせたコミュニケーションを図る。
- 言葉が聞き取りにくい場合は、健側からゆっくりと明確に話すようにする。
- 難聴が高度な場合は、話し手の口元を見せるとより理解しやすい。
- 夜間帯などは状況に合わせて筆談も取り入れる。

### 副腎皮質ステロイドの投与を確実に

- 不眠や食欲不振などの副作用が出現する場合がある。
- 副腎皮質ステロイドは急に中止できない。副作用出現時の投薬中止時は退薬症状に気をつける。
- 退院後の内服も途中中断しないように内服指導を行う。

### 不安に寄り添う

- 聴力が改善するのか不安に感じている。傾聴と適切な情報提供を行う。
- 聴力が改善しない可能性があることもきちんと伝える。
- 緊急入院では、家庭や職場の調整が不十分な場合もある。困っていることはないか確認する。

### 退院後の日常生活について指導

- 会話や電話は健側から行うようにする。
- テレビやイヤホン装着時の音量に注意する。

# 8 老人性難聴

解剖 p.3 参照

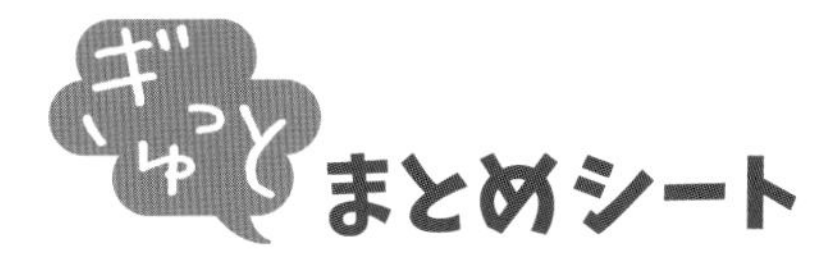


## まとめシート

☑ 年齢とともに徐々に進行する感音難聴である。

☑ 左右差がないことが多い。

☑ 高音部優位に難聴となることが多い。

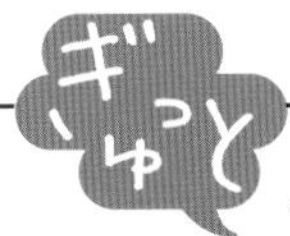


## ポイント

**症状・所見**

- 難聴
- 耳鳴
- 左右対称の難聴
- 語音弁別能低下

**治療**

- 補聴器装用
- 非言語コミュニケーション

**看護**

- 聴力に合わせたコミュニケーション

## ぎゅっとイメージ

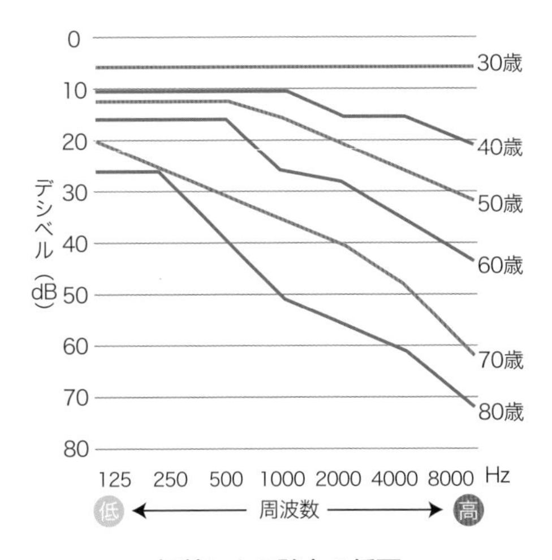


加齢による聴力の低下

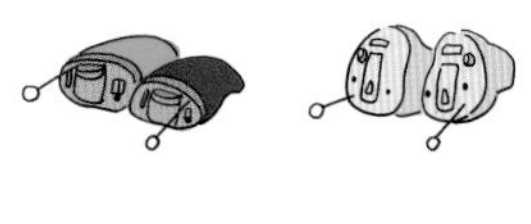

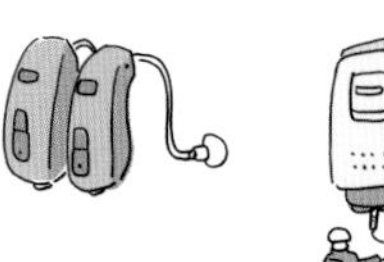

さまざまな補聴器

## 病態・症状

- 徐々に両側とも聴こえが悪くなり、例えば、テレビの音が大きくなった、聞き返すことが増えた、周りに聴こえていないと指摘されるようになったという訴えで来院される。
- 生活習慣や薬物（利尿薬、抗がん薬やストレプトマイシンなど）の投与などの環境因子、遺伝的素因も影響するため、個人差が大きい。
- 音は聞こえても言葉の内容が聞き取りにくいといった**語音明瞭度の低下**や、周囲で音がしていると音が響いて聞き取りにくいといった**補充現象**がみられる。

## 診 断

- 純音聴力検査で左右差のみられない**両側感音難聴**がみられる。
- **高音域から聴力が低下する**ことが多い。

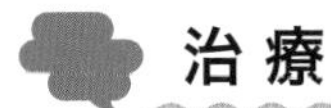

## 治 療

- **補聴器**は音を大きくする医療機器であり、伝音難聴がよい適応であるが、老人性難聴を含む感音難聴でも、音を大きくして語音明瞭度が上がる場合は適応となる。
- コミュニケーションの仕方を工夫する。

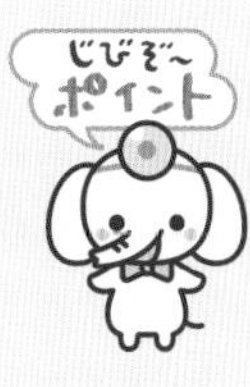


**補聴器の扱い方**

- 装用したまま、入浴しない。
- MRI の磁場で故障することがあるので、入室前に外す必要がある。
- 補聴器がピーピーと鳴ることがある。これをハウリングという（補聴器のスピーカーから発生した音が、再び補聴器のマイクに入り、音がさらに繰り返し増幅されるために生じる音漏れのことである）。

➡補聴器がずれていることがあるので、正しい位置になっているか装着を確認する。

➡逆に、ずれているのにピーピーと音が鳴らないときには、電池切れのことがある。

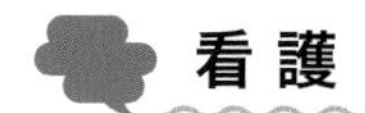

## 看護

### ▶聴力に合わせたコミュニケーションを図る

- 言葉が聞き取りにくいため、ゆっくり、はっきりと話す。
- 高音から聞き取りにくくなるため、低い声で話しかける。
- 状況に合わせて、筆談も活用する。
- 周囲の音が少ない場所で話すなど環境調整も行う。

**会話のポイント**

- ☑ やや大きめの声
- ☑ 低い声で話す
- ☑ ゆっくり、はっきりと
- ☑ パ行・タ行・カ行・サ行は明確に
- ☑ 言葉の始まりはしっかりと
- ☑ 口の動きを見せる
- ☑ 身振り手振りを取り入れる

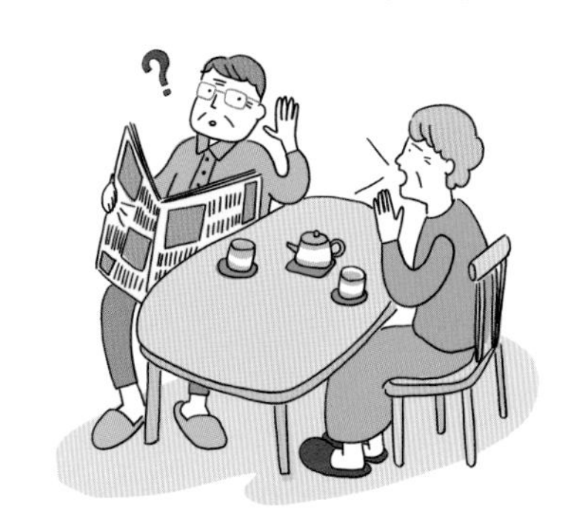

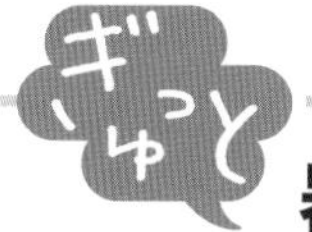


## 器機紹介

### 耳の診察で使用する器機

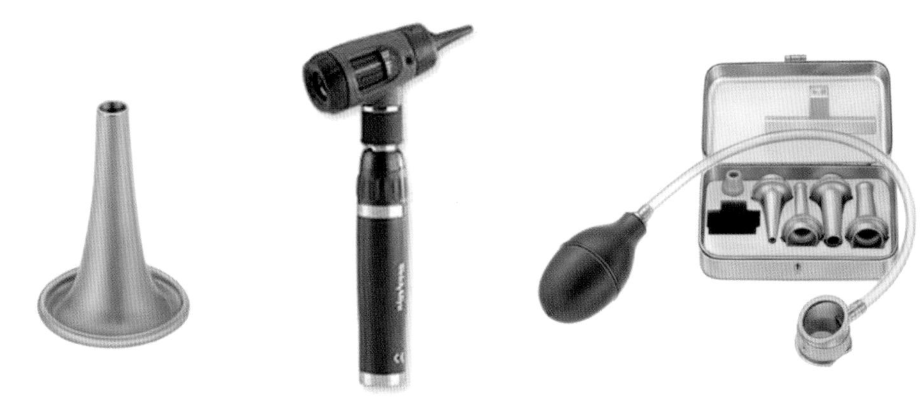

耳鏡　光源付き耳鏡　拡大耳鏡

- 外耳道は前方に屈曲しているため、耳介を後上方向へ牽引してから耳鏡を外耳道内に挿入する。
- 髪の毛の多い患者では、髪の毛を耳介にかけ、耳を出すように指示する。
- 耳鏡の大きさは、外耳道の広さで使い分ける必要がある。

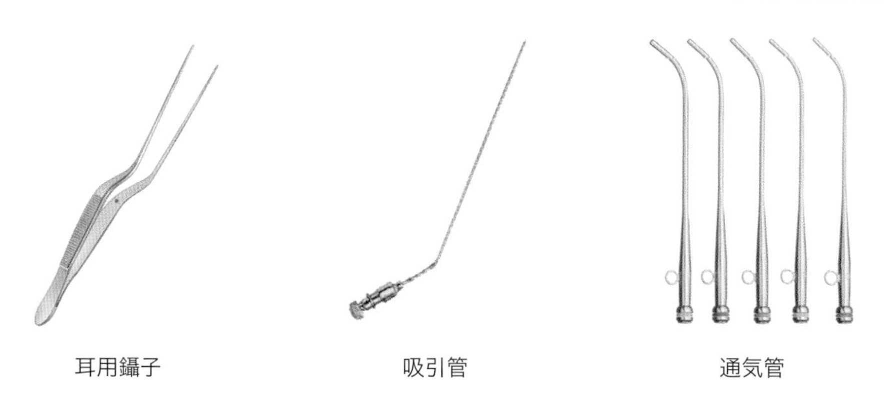

耳用鑷子　吸引管　通気管

- 耳用鑷子（せっし）は、途中で曲がっていて、先で耳内の異物を摘出したり、ガーゼを外耳道内に挿入したりする。
- 吸引管は、耳漏など耳内の分泌物の吸引に使用する。
- 通気管は、鼻から挿入し、上咽頭にある耳管開口部にあてて送気をする、耳管通気治療の際に使用する。
- 耳の処置の際は不用意な患者の動きで鼓膜や外耳道に傷をつけてしまう可能性があるため、頭部の固定が重要である（p.125 参照）。

# 9 遺伝性難聴

## ぎゅっとまとめシート

☑ 先天性難聴の原因として約半数を占める。

☑ 難聴の家族歴が参考になる。

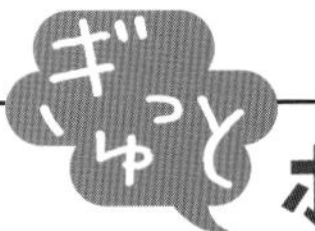


## ポイント

**症状・所見**
- 難聴
- 耳鳴
- 家族歴

**治療**
- 補聴器装用
- 人工内耳挿入術
- カウンセリング

**看護**
- コミュニケーション方法
- 発達状況
- 学習状況
- 家族のメンタルサポート

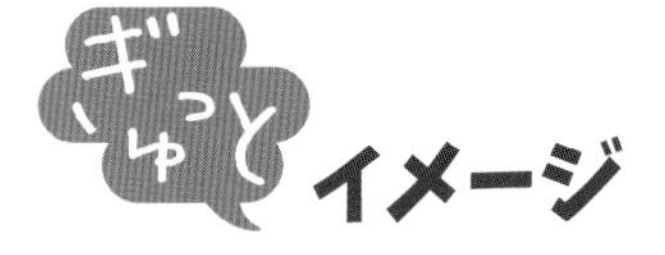


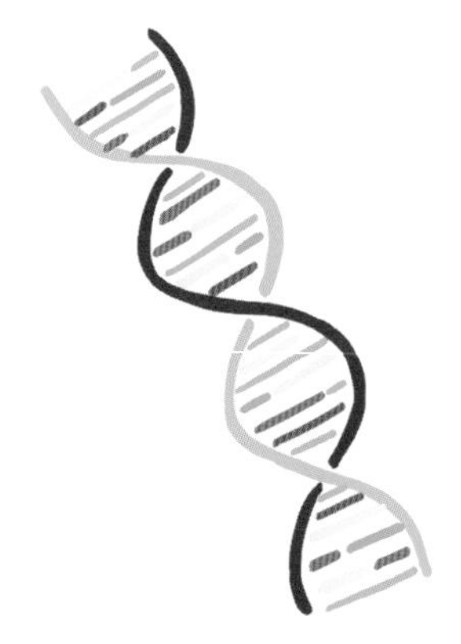

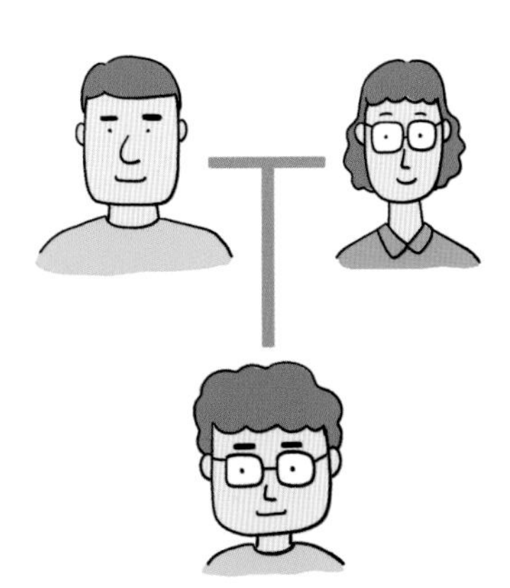

**遺伝性難聴とは**

- 遺伝子は身体の設計図である。遺伝性難聴は聴力に関係する遺伝子の箇所で、たまたま起こった突然変異により生じる。先天性難聴の原因として半数を占めるといわれている。
- 遺伝子は父から1つ、母から1つを受け継ぐが、優性遺伝（顕性遺伝）であれば、一方のみで発症し、劣性遺伝（潜性遺伝）であれば、両方そろうことによって、発症する。
- 日本人に最も頻度の多い遺伝子変異はGJB2遺伝子変異で、常染色体劣性遺伝形式をとる。GJB2遺伝子は内耳の機能に関わっている。GJB2遺伝子のうちの変異部位により、難聴の程度は軽度から重度までさまざまである。難聴は進行しないことが多い。

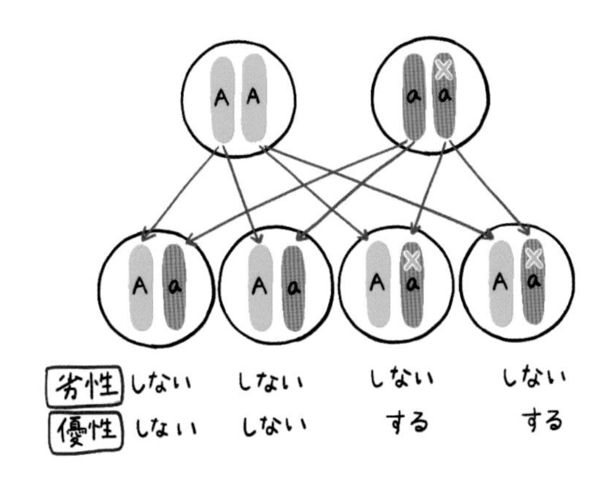


## 診断

- **血液検査**を行う。採血し匿名化して外注で、白血球からDNAを抽出し、日本人に多い19遺伝子154変異を調べることができる。
- 保険検査で行える。2022年1月現在3,880点で、3割負担として約12,000円程度（別途カウンセリング費用などが必要なことあり）。

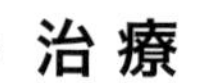

## 治療

- 聴力の程度に応じて、**補聴器装用**や**人工内耳挿入術**を行う。
- すべての人は遺伝子変異をいくつかもっている。遺伝子は生涯変わることがなく、代々引き継がれていくものであり、慎重にカウンセリングを行う。**責任論にならないように**注意が必要である。
- 遺伝子変異の傾向に応じて相談する。進行する可能性が高ければ、定期的に聴力検査を行う。難聴以外の症状を伴う症候群性であることもあり、例えば糖尿病の合併が多い場合などは、定期的に健診を勧める。高度難聴で人工内耳が効果的かどうかを判断するのに参考にもなる。
- 将来の家族計画に対して、情報提供を行う。

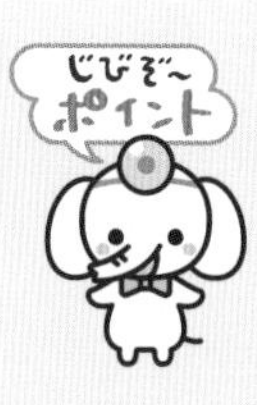


**人工内耳挿入術**

- **人工内耳は最も普及している人工臓器の１つである。**
- **高度難聴かつ補聴器で効果が乏しい人が適応。**
- **全身麻酔で電極を内耳に挿入し、直接聴神経を刺激して音を伝える。**
- **手術で聴力が獲得できるわけではなく、術後に音を入れた直後はまだはっきりとはわかりづらい。リハビリテーションを繰り返し、音を認識していくことが重要である。**

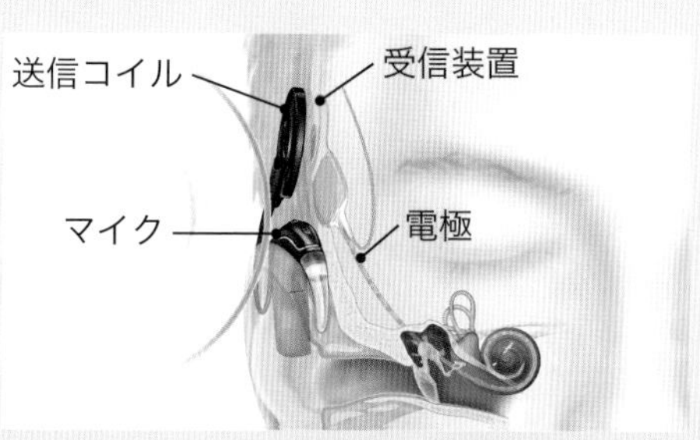


画像提供：（株）日本コクレア

体外装置であるマイクで音を集めて、スピーチプロセッサーで音声を処理する。
ケーブルを介して電流が流れ、送信コイルから皮膚を通じて皮下の受信装置へ電流が流れる。
電極を内耳（蝸牛）まで入れ、電流が聴神経を刺激する。

## 看護

- 先天性（遺伝性）ということから、**家族のメンタルサポート**が大切である。
- 検査時の睡眠処置：小児の場合はABR（聴性脳幹反応）検査*、CTやMRIでの安静のため睡眠処置が必要である。必要性について患者や保護者に説明し、安全に検査が行えるよう処置を行う。

  ＊ABR検査：脳波で聞こえの検査をする。

- 行政の支援：身体障害（聴覚障害）や指定難病に対して、**医療費補助の制度**があることを伝える。また、補聴器購入も補助の対象となる。学習環境の調整も必要となり、学校の理解が必要であるため、そのサポートを行う。

### 人工内耳手術

- 術後出血に注意する。創部にドレーンが入るためドレーン管理や創部の腫脹やガーゼ汚染がないか観察する。
- めまい症状に注意し、安全に早期離床を図る。
- 退院後、音入れを行った後、**定期的なリハビリテーションの必要性**を説明する。
- インプラントを埋め込んでいるためMRI検査ができなくなることを説明する。
- 頭部への衝撃を与える**スポーツ（格闘技、サッカーなど）を避ける**よう伝える。

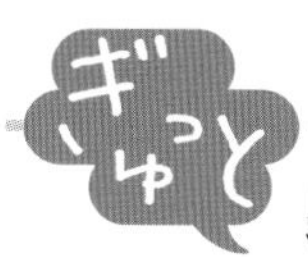


## 器機紹介

### 補聴器

- 補聴器とは、普通の大きさの声で話される会話が聞き取りにくくなったときに、はっきりと聞くための管理医療機器である。

| 型 | 耳掛け型 | 耳穴型（挿耳型） | 箱形（ポケット型） |
|---|---|---|---|
| | | | |
| メリット | 幅広い難聴に対応可能 | 目立ちにくい<br>眼鏡やマスクでもOK<br>集音声に優れる | 安価<br>操作しやすい<br>紛失・故障しづらい |
| デメリット | 装着に慣れが必要<br>眼鏡やマスクと干渉する<br>比較的故障しやすい | ハウリングを起こしやすい<br>紛失しやすい<br>高価 | 細かい調整が困難<br>コードをひっかける<br>人目につく |
| 価格 | 標準的（10～20万円） | 高価（20～30万円） | 安価（5万円程度） |

- 補聴器相談医の診療を受けて、補聴器が必要か診断を受ける。重症難聴の場合、身体障害者に認定されれば、補聴器購入の際に一定額の費用が支給される。補聴器は患者に合うように調整が必須であり、認定補聴器専門店で購入すべきである。

# 10 めまい

解剖 p.3 参照

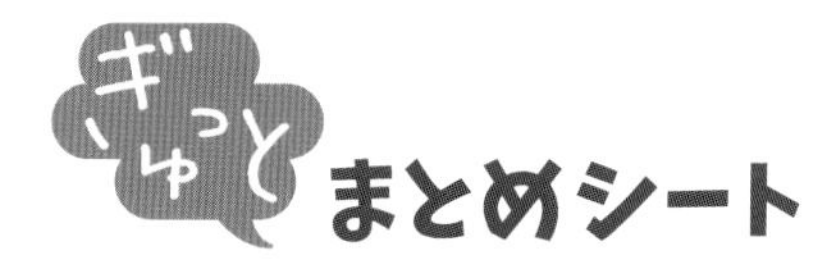

## ぎゅっとまとめシート

- めまいは症候である。

- めまいの診断には問診が非常に重要である。さらに眼振や体平衡検査の所見、経過から診断を確定する。

- めまい発作時の症状に対する急性期の対応と、疾患の病態に応じた急性期から慢性期にかけての対応がある。

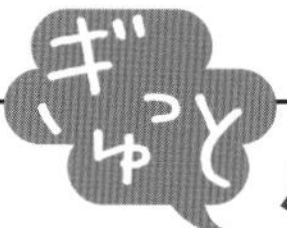

## ぎゅっとポイント

**症状・所見**

- めまい
- 嘔気、嘔吐、気分不良、冷汗
- 聴力低下の有無
- 眼振

**治療**

- 抗めまい薬や制吐薬、補液
- 良性発作性頭位めまい症には頭位治療
- 疾患により利尿薬やステロイド

**看護**

- 患者の訴え
- 症状の観察
- 歩行状態

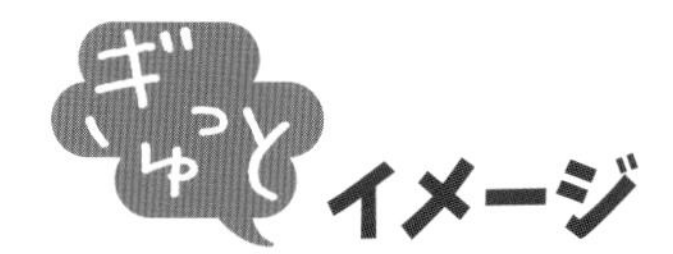

## ぎゅっとイメージ

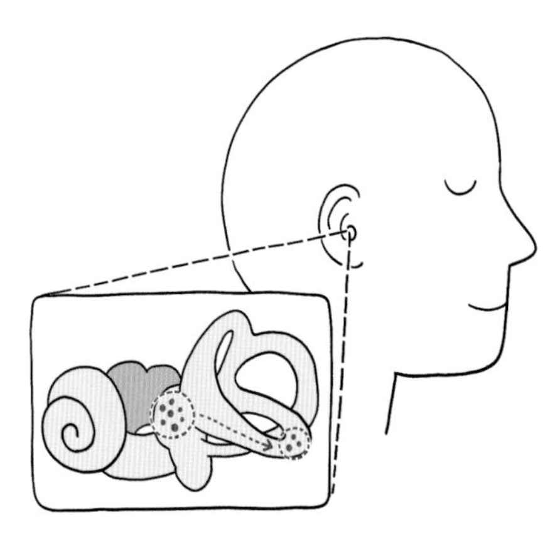

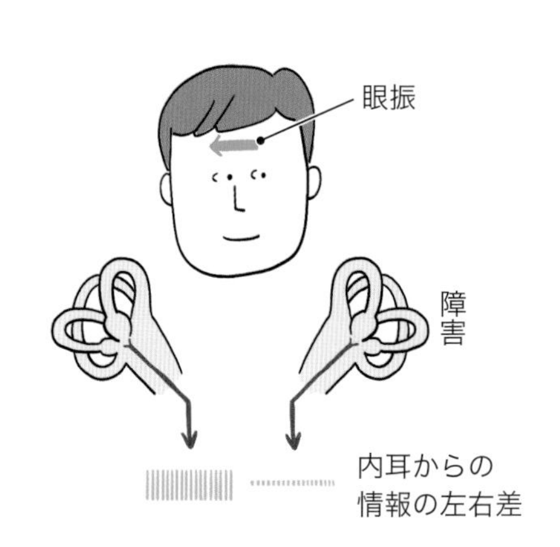

## 症状・所見

- 「めまい」は**自覚症状、症候**であり、回転性や浮動性、吸い込まれるような感じなどさまざまな訴えがある。末梢前庭、中枢前庭、その他体幹の問題などにより生じうる。
- 半数以上を末梢性（耳性）めまいが占め、その大半を**良性発作性頭位めまい症**、メニエール病、前庭神経炎が占める。
- 体動や視覚刺激などが誘因となることがある一方、これらによらず持続することもある。**症状の持続時間もさまざま**であるが、診断に重要な情報である。
- 嘔気、嘔吐、気分不良、冷汗などを伴う。
- 内耳性めまいなどで蝸牛症状（難聴、耳鳴、耳閉感など）を伴うことがある。
- 他の随伴症状として頭痛や眼前暗黒感、四肢の感覚障害、構音障害などがある場合には、**中枢性障害の除外**が重要である。

## 診 断

- めまいの性状や誘発因子、持続時間などを問診から把握することが重要。問診でかなり鑑別疾患を絞ることができる。
- 立てるか、歩けるかなどの**身体所見、眼振所見の評価**により、診断の確定に向かう。
- 頭位によって眼振の向きが変わる方向交代性眼振（良性発作性頭位めまい症）、頭位を変えても眼振の方向が変わらない定方向性眼振（メニエール病、前庭神経炎）などがある。
- 急性めまいでは、早期の対応を要する中枢性障害の除外が重要（疑われた場合は脳神経外科・内科など専門診療科に相談する）。

### ▶ 眼振の観察

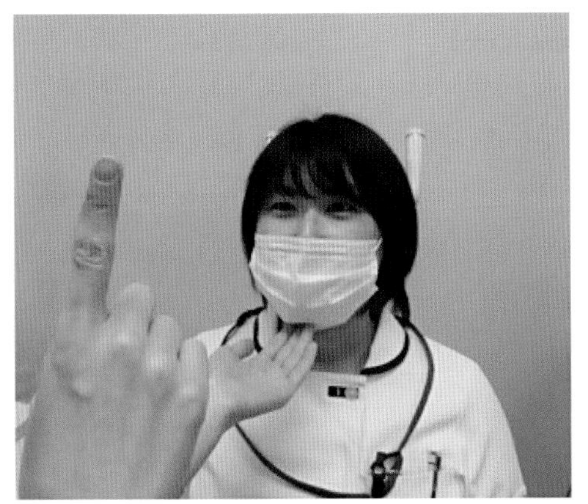

注視眼振の観察

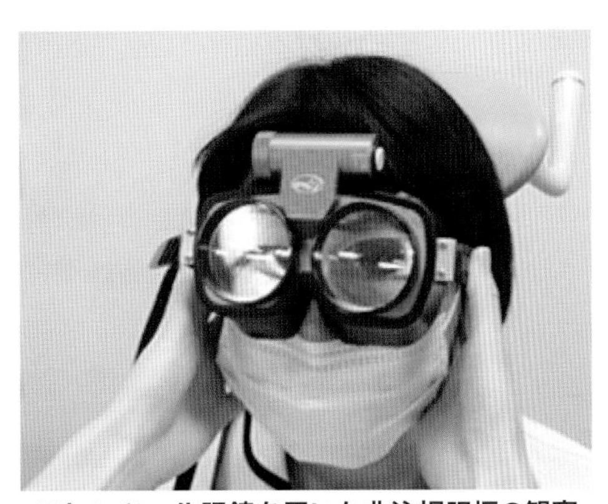

フレンツェル眼鏡を用いた非注視眼振の観察

### 各疾患のめまいの特徴

| | 良性発作性頭位めまい症 | メニエール病 | 前庭神経炎 |
|---|---|---|---|
| 聴力低下、蝸牛症状 | なし | あり | なし |
| めまい発作の誘因 | 頭位変換 | なし | なし |
| 持続時間 | 数秒～数分 | 数十分～数時間 | 数日 |
| 反復 | あり | あり | まれ |
| 頭位・頭位変換眼振 | 方向交代性 | 定方向性 | 定方向性 |

## 治療

- めまい発作時の対応は**安静**（患者が楽な姿勢で）、**対症療法**として抗めまい薬や制吐薬の投与（内服が難しい場合は点滴）、補液などを行う。
- **良性発作性頭位めまい症**は、半規管に迷入した耳石が原因とされており、これに対して浮遊耳石置換法などの頭位治療を行う。また積極的にめまいを感じるような**頭位運動を行うよう指示**する。
- **メニエール病**は、内リンパ水腫が原因とされる。治療は利尿薬、水分摂取、減塩、有酸素運動、ストレスの回避、中耳加圧療法、手術（内リンパ嚢開放、半規管遮断術）など侵襲度の低いものから行っていく。
- **前庭神経炎**は、急性期に前述の対症療法を行い、亜急性期以降は前庭リハビリテーションを導入する。
- 突発性難聴やハント症候群、メニエール病、前庭神経炎など、疾患によってはステロイドの全身投与を行う。

### 前庭性片頭痛

☑ 前庭性片頭痛とは、片頭痛の症状とともに強いめまい発作を繰り返す病態であり、最近注目されている。耳閉感や耳鳴を伴うことも多く、持続時間などメニエール病のめまいに類似している特徴がある。

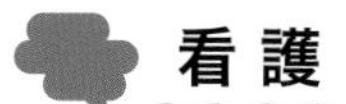

## 看護

### 患者の訴えをよく聞く

- 患者との会話の中には診断に必要になる大切な情報がたくさんある。
- 患者の訴えは、時に不定愁訴のように聞こえることがあるかもしれないが、発症時期や具体的な症状、症状の増悪因子があるのかなど聞き取りを行う。

### 苦痛の緩和を行う

- 患者の症状にあわせた症状緩和を行う。
- 嘔気・嘔吐：制吐薬の使用、胃部クーリング、食事形態の調整を行う。嘔吐に備え、ガーグルベースンを準備し、環境を整える。
- めまい：急性期が過ぎたら、体を徐々に動かし、めまい症状に慣れていくようにする。
- 患者さんの不安の傾聴を行うことも、症状緩和に繋がる。

### 適切に検査が受けられるように

- 頭位・頭位変換眼振検査を含め、めまいの検査はめまい症状を誘発するものが多い。検査の必要性を理解してもらい、不快感に対するケアも重要である。

### 転倒転落に注意

- めまい症状が出現しているときは、転倒転落が起きやすい。看護師の付き添いや手すりの使用などを行い、転倒転落の予防に努め、環境を整える。
- 検査によってめまいを引き起こす可能性もあるので、診察中、診察後にも注意が必要である。

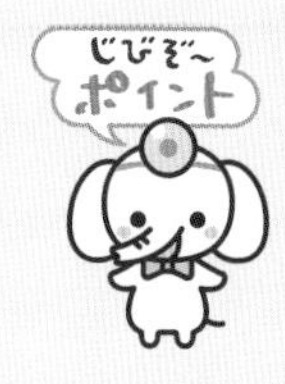


**ふらつく、倒れる**

- **脳神経症状がなくても、立とうとして倒れる、歩けない（脚が出ない）といった体幹失調は中枢性めまいの重要なサイン！**
- **歩いていた患者でも検査後にはふらついて転倒することがあり、移動時には注意して介助にあたる。**

# 11 顔面神経麻痺

## ぎゅっとまとめシート

☑顔面神経が障害され、顔面の片側に運動障害が起こる。

☑中枢性と末梢性があり、耳鼻咽喉科では末梢性顔面神経麻痺を取り扱う。

☑Bell 麻痺（7 割）と Ramsay Hunt 症候群（2 割）が代表的である。

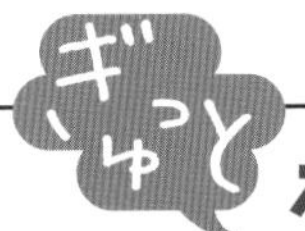

## ポイント

**症状・所見**
- 顔面片側の運動障害（顔面神経麻痺スコア参照）
- 耳介帯状疱疹、めまい、難聴（Ramsay Hunt 症候群）

**治療**
- ステロイド
- 抗ウイルス薬
- 顔面神経減荷術（完全麻痺の場合に行う）

**看護**
- ステロイドの副作用観察（高血圧、高血糖など）
- 症状に対する対症ケア
- 不安ケア

## イメージ

・額にしわが寄せられない
・目が閉じられない
・目にまぶたがかぶる
・口角が下がり動かない
・口笛が吹けない
本来
麻痺
顔面神経麻痺になると…

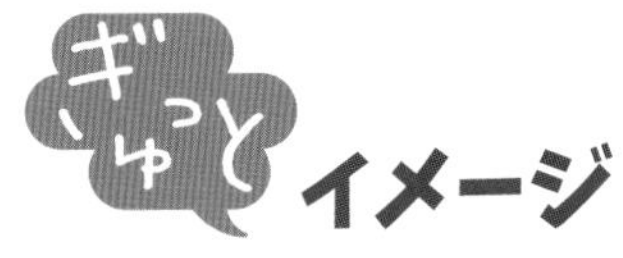

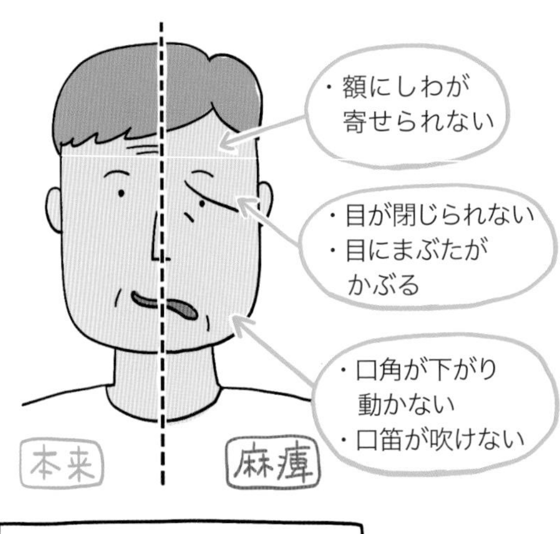

## 症状・所見

- 顔面神経は中耳付近で側頭骨内の顔面神経管と呼ばれる骨の管を通る。炎症が起こると顔面神経管内で神経が腫れることで、圧迫、絞扼され、顔面神経麻痺が生じる。
- 原因不明のものを Bell 麻痺という。Bell 麻痺の中の一部には単純ヘルペスウイルス（HSV）の関与があることがわかってきている。水痘帯状疱疹ウイルス（VZV）の再活性化が原因であるものを Ramsay Hunt（ラムゼイハント）症候群という。耳下腺癌や外傷も原因となることがある。
- 閉眼できない、口から水分がこぼれる、頬を膨らますことができないなど生活の支障が生じる。
- Ramsay Hunt 症候群では、耳介帯状疱疹、めまい、難聴、耳痛（もしくは側頭部痛）などを合併する場合がある。

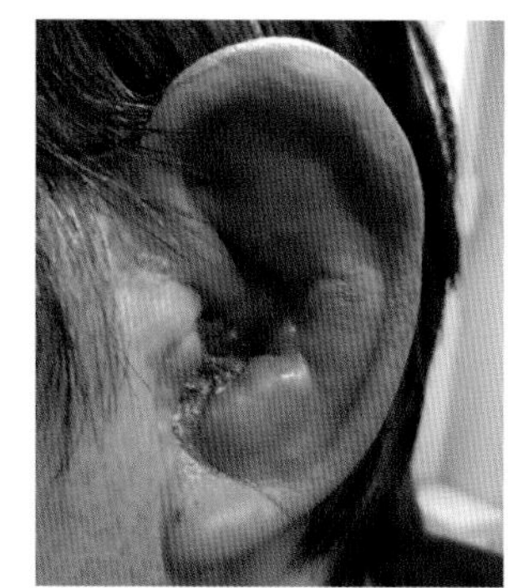

**耳介帯状疱疹**
耳介の発赤と水疱形成を認める。

## 診 断

- 肉眼的に顔面運動障害を確認する。
- 顔面神経麻痺スコアを付け、重症度の診断を行う。顔面神経麻痺スコアには、「柳原法（40 点法）」や「House-Brackmann 法」があり、国内では主に柳原法が活用されている。

**顔面神経麻痺スコア（柳原法）**

| | ほぼ正常 | 部分麻痺 | 高度麻痺 |
|---|---|---|---|
| 安静時 | 4 | 2 | 0 |
| 額のしわ寄せ | 4 | 2 | 0 |
| 軽い閉眼 | 4 | 2 | 0 |
| 強い閉眼 | 4 | 2 | 0 |
| 片目つぶり | 4 | 2 | 0 |
| 鼻翼を動かす | 4 | 2 | 0 |
| 頬をふくらませる | 4 | 2 | 0 |
| 口笛 | 4 | 2 | 0 |
| イーと歯を見せる | 4 | 2 | 0 |
| 口をへの字にまげる | 4 | 2 | 0 |

合計点で評価する。
40 点：正常
32〜38 点：軽度麻痺
20〜30 点：中等度麻痺
12〜18 点：高度麻痺
0〜10 点：完全麻痺

- 発症後 10〜14 日で顔面神経誘発筋電図（ENoG）検査を行い、神経の損傷状態を診断することで顔面神経麻痺の予後を判定する。
- VZV の抗体価を発症時と 3〜4 週後の 2 回、血液検査でペア血清を測定する。
- MRI で中枢性顔面神経麻痺を除外する。造影 MRI では顔面神経の高度な炎症部位に造影効果が得られる。

## 治 療

- 発症から**早期に治療開始**することが何より重要である。
- ステロイドの投与、抗ウイルス薬の投与を行う。耳痛があれば鎮痛薬の内服を行う。

### ステロイド投与時の注意

- ☑ ステロイド投与の合併症に、血圧上昇や糖尿病の増悪や B 型肝炎の劇症化があるので、糖尿病や B 型肝炎の既往がないか確認する必要がある。
- ☑ B 型肝炎が劇症化すると致死率が高いため、B 型肝炎では無症候キャリアであることも考慮し、HBs 抗原を確認してから治療開始する。

- 完全麻痺の場合は**顔面神経減荷術**を考慮する。顔面神経減荷術は、顔面神経管を削開し、顔面神経を解放することで、顔面神経の回復促進を狙うという手術である。

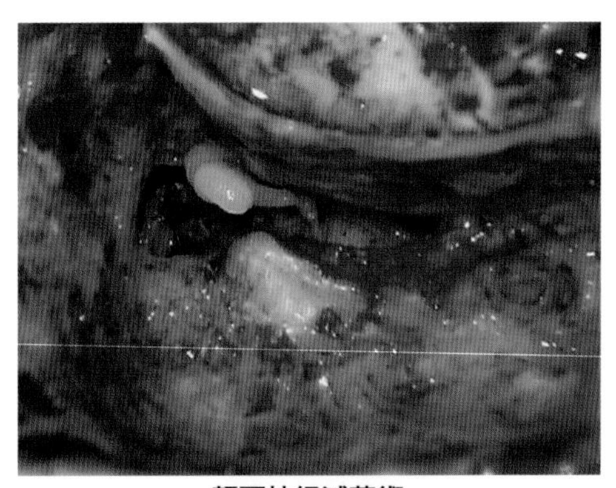

**顔面神経減荷術**
解放された顔面神経が発赤腫脹している。

## 看護

### 顔面神経麻痺症状の対症ケア

- 閉眼困難の場合は点眼薬の使用や入眠時の眼帯装着（眼球にふれないように）を行い、角膜保護を行う。
- 口角から食事が漏れる場合には、食事形態の調整や歯磨き方法の指導を行う。
- Ramsay Hunt 症候群でめまいを合併している場合は、転倒転落にも注意する。

### 不安に対するケア

- 顔面神経麻痺が改善するのか患者は不安でいっぱいである。傾聴を行い、適切な説明を行う。
- 発症から1週間程度は症状が進行する。治療開始していても、症状が進行することを伝える。

### 薬剤投与の管理

- 適切に薬剤が投与できるように管理を行う。副腎皮質ステロイドは、漸減投与を行う。点滴投与から内服投与に変更になった際は、飲み間違いがないように注意する。
- 副腎皮質ステロイドの大量投与は高血圧や高血糖に注意が必要である。既往歴の確認も必ず行う。

### リハビリ

- 顔面筋肉の拘縮予防・軽減や病的共同運動の防止のため言語聴覚士とともにリハビリを行う。
- 退院後も継続できるようにリハビリの方法の指導も行う。

### 疼痛コントロール（Ramsay Hunt 症候群）

- 疼痛を合併している場合は、早期より NSAIDs やアセトアミノフェンを使用し、疼痛の軽減を図る。疼痛が軽減しない場合は、神経性疼痛緩和薬の使用も検討する。神経ブロック療法を行う場合もある。

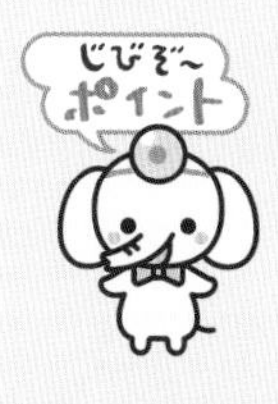


**症状改善の予後**

- **Bell 麻痺は予後良好であり、Ramsay Hunt 症候群は比較的予後不良である。**

| | 自然治癒 | 治療治癒 |
|---|---|---|
| Bell 麻痺 | 70% | 90% |
| Ramsay Hunt 症候群 | 40% | 60〜70% |

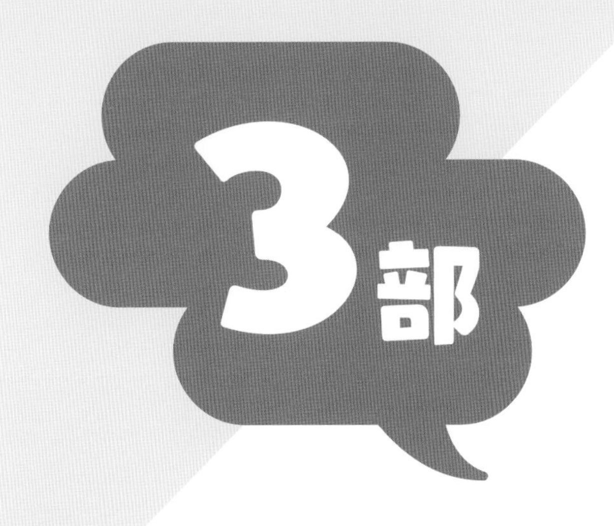


# 2章

# 疾患別診療と看護

# 鼻

# 1 副鼻腔炎、鼻中隔弯曲症

解剖 p.4 参照

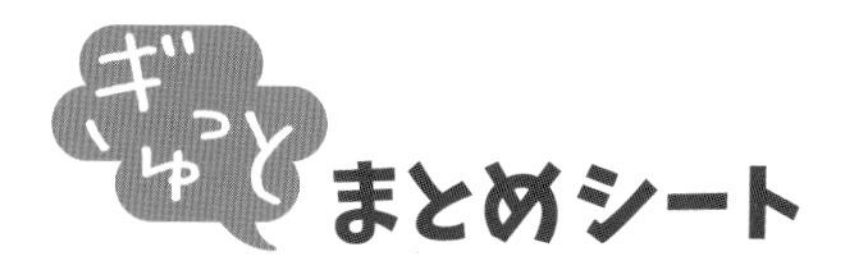


- 急性副鼻腔炎は副鼻腔内の細菌感染によって生じる急性炎症である。
- 慢性副鼻腔炎はさまざまな病態があり、歯性、真菌性などのほか、近年は難治性の好酸球性副鼻腔炎が増えてきている。
- 慢性副鼻腔炎では、保存的治療が無効な場合は内視鏡手術の適応となる。
- 鼻中隔弯曲症は、鼻腔を左右に分ける鼻中隔の軟骨が、頭部・顔面の発育とともに左右にゆがむことで生じる。

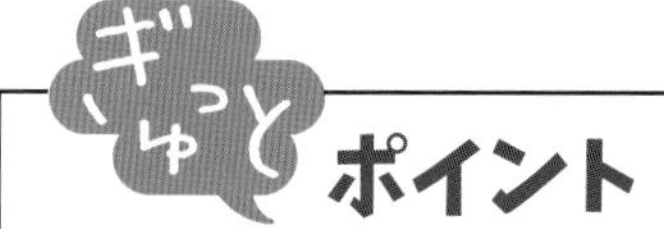


**症状・所見**

- 鼻閉
- 鼻汁
- 後鼻漏
- 嗅覚障害
- 頭痛（頬部痛や前額部痛も含む）
- 鼻茸（ポリープ）

**治療**

- 急性副鼻腔炎は抗菌薬処方やネブライザー療法
- 慢性副鼻腔炎はマクロライド療法、内視鏡下鼻副鼻腔手術（ESS）
- 鼻中隔弯曲症は鼻中隔矯正術

**看護**

- 内服コンプライアンスの確認
- 内視鏡下鼻内手術の看護

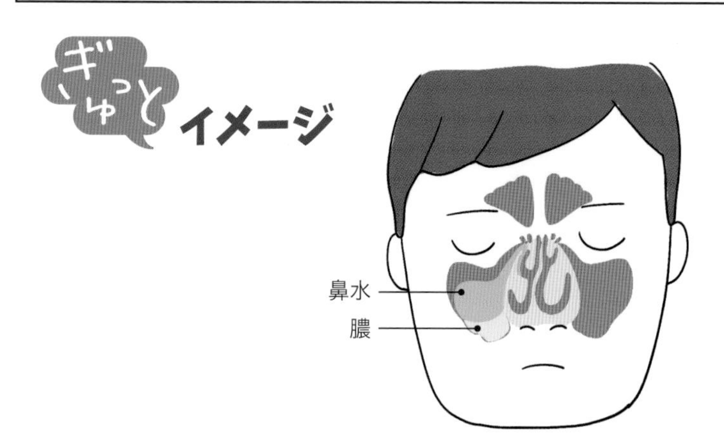

## 症状・所見

- 鼻副鼻腔の状況により見られる症状は、**鼻閉**、**鼻汁**、**後鼻漏**、**嗅覚障害**、**前額部や眼窩・頬部付近の疼痛**である。
- 急性副鼻腔炎では膿性鼻汁や強い痛み、叩打痛を認めることがある。
- 慢性副鼻腔炎の中でも好酸球性副鼻腔炎は嗅覚障害の出現率が高い。
- **鼻茸**（はなたけ）は通常の副鼻腔炎では単房性が多いが、好酸球性副鼻腔炎では多房性が多くみられる。
- 鼻中隔弯曲は、鼻腔を左右に分ける鼻中隔の軟骨が、頭部・顔面の発育とともに左右にゆがむことで生じる。成人の80〜90％にみられ、鼻閉の一因になりうる。

## 診断

- 前鼻鏡を用いた肉眼での鼻内観察、経鼻内視鏡による観察を行う。
- 副鼻腔を直接観察することは難しいため、CTなど画像で評価を行う。
- 真菌症や腫瘍などの鑑別にはMRIでの評価が有用である。
- 好酸球性副鼻腔炎の診断は、鼻茸中の好酸球浸潤を病理組織標本で評価する。臨床的にはJESREC scoreを用いる。

### JESREC score（ジェスレック）

☑ 下記スコアの合計が11点以上の場合に好酸球性副鼻腔炎を疑う。

| | あり | なし |
|---|---|---|
| 両側性 | 3 | 0 |
| 鼻茸 | 2 | 0 |
| 篩骨洞陰影優位 | 2 | 0 |
| 血中好酸球％ | 2未満0点、2以上5未満4点、<br>5以上10未満8点、10以上10点 | |

（藤枝重治ほか．日鼻誌．53: 75-76, 2014）

☑ 好酸球性副鼻腔炎は、2015年より指定難病となっている。また喘息の合併が多く、中にはアスピリン喘息の例もあり、鎮痛薬など薬剤投与に注意を要する。

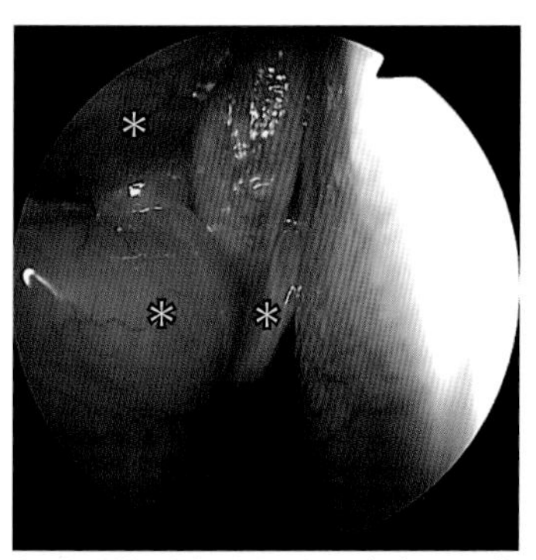

好酸球性副鼻腔炎（＊がポリープ）

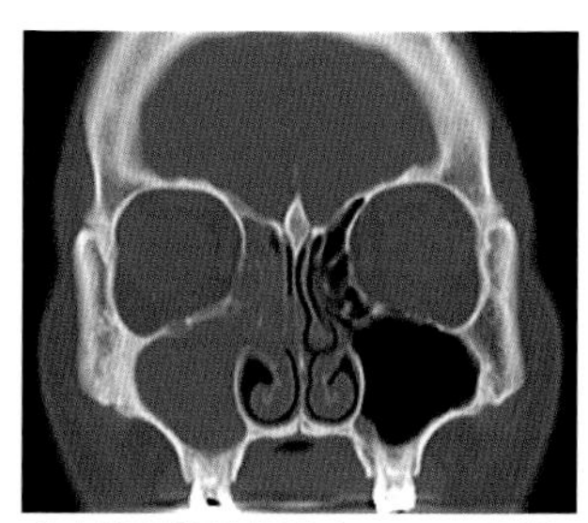
**右側慢性副鼻腔炎の CT 画像**
上顎洞・篩骨洞に軟部陰影が充満している。

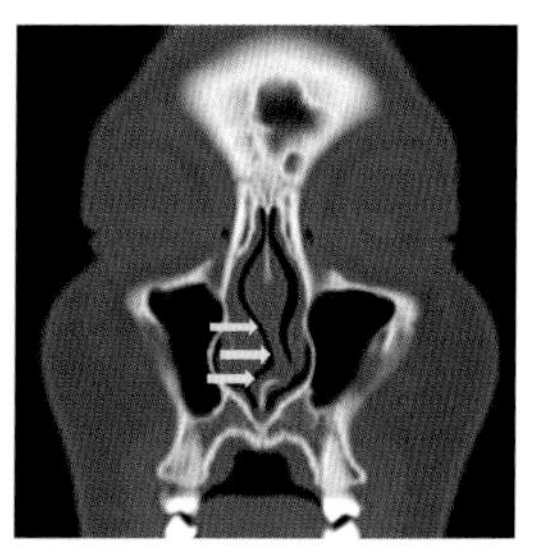
**鼻中隔弯曲症の CT 画像**
鼻中隔が左に偏位している。

## 治 療

- 急性副鼻腔炎に対しては、起炎菌を念頭に置いたペニシリン系などの抗菌薬処方や、鼻処置による膿汁排泄の促進などを図る。
- 慢性副鼻腔炎に対しては 14 員環マクロライド系抗菌薬の少量長期投与を行う。この間に急性増悪をきたしたときには一旦急性副鼻腔炎としての治療に変更する。
- 好酸球性副鼻腔炎に対しては、鼻噴霧用ステロイド薬や抗ロイコトリエン薬を投与するほか、ステロイドの全身投与も有効である。
- 急性副鼻腔炎を反復する、あるいは保存的治療抵抗性の慢性副鼻腔炎、好酸球性副鼻腔炎では**内視鏡下鼻副鼻腔手術**（**ESS**：Endoscopic Sinus Sugery）の適応となる。ESS を行った場合、しばらく術後の鼻処置、鼻洗浄が必要である。
- 近年、好酸球性副鼻腔炎に対する**抗体治療**が普及しつつある。

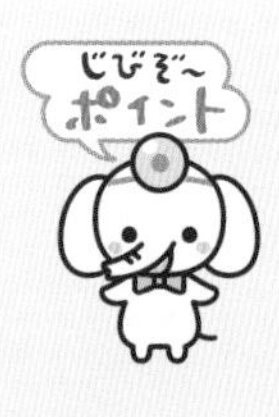


**鼻洗浄**

- 鼻内の清潔を保ち、乾燥を防ぎ、炎症を予防。

〈方法〉

- 1 日 3 回程度行う。
- 洗浄液は、常温から人肌程度に温めておくと刺激が少ない。
- どちらかの鼻にチューブを当て、前かがみになり「あー」と声を出しながら液をゆっくりと鼻内に注入する。反対側の鼻と口から入れた液が出てくる。
- 洗浄液は、水道水でも問題ないが、痛みを感じるためできるだけ食塩水を使用する。沸騰した水道水 500mL に塩小さじ 1 杯弱（5g 弱）を入れると、生理食塩水ができる。生理食塩水の濃度は 0.9% である。作った食塩水は菌が繁殖しやすいため 1 日で交換する。
- 鼻洗浄器は、しっかりと洗浄し乾燥させて使用する。

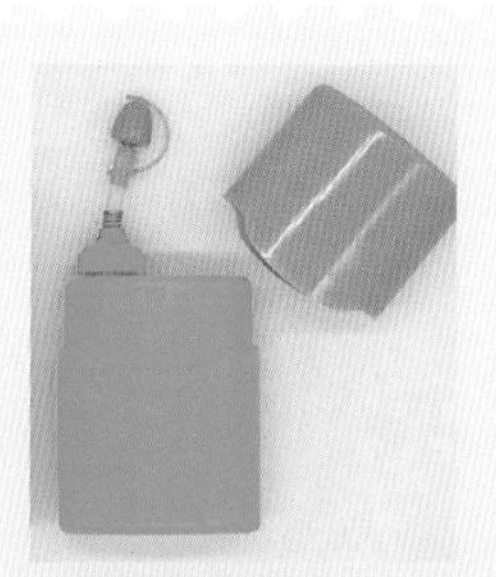
携帯用鼻洗浄器スッキリヘゴタロー®
牧口ゴム株式会社提供

## 看護

### 外来診察介助

- 鼻腔内を観察する際、疼痛や違和感により頭部の安静を保てない場合がある。必要時、頭部の固定を行う。
- 内視鏡検査施行時には、顔面に力を入れると鼻腔内が狭窄するため、できるだけ力を入れないように声かけを行う。

### 内視鏡下鼻内手術の術前術後看護

- 手術前は、手術に対する不安の傾聴を行う。また事前に、術後は安静が必要で、鼻内にタンポンガーゼを挿入するため、**鼻で呼吸ができない**ことや、創部や頭部の疼痛が出現することを説明する。
- 手術後は出血の有無の確認、後鼻出血の垂れ込みに注意し観察を行う。
- 血液は飲み込むと後に悪心・嘔吐につながるため、**血液は吐き出してもらう**ように指導する。出血時はすぐにナースコールしてもらう。

### タンポンガーゼ

- 創部にはタンポンガーゼが挿入してあるため、創部・頭部の疼痛が発生する場合がある。適宜鎮痛薬を使用する。
- タンポンガーゼにより**トキシックショック症候群**（急な発熱を伴う発疹・発赤、吐き気、倦怠感、下痢）が起こる可能性がある。トキシックショック症候群を発症した場合は、直ちに医師に報告し、診察にてタンポンガーゼの抜去を行う。血圧低下に注意し、バイタルサイン測定を実施し、全身状態の観察を行う。
- 術後問題なければ、タンポンガーゼは手術翌日～数日以内に抜去する。**タンポンガーゼの抜去時は全身の力を抜いてもらう**ように指導する。また疼痛を伴うため前もって鎮痛薬を使用することも検討する。
- タンポンガーゼの抜去時に迷走神経反射が起こる可能性があるため、介助時は血圧計の準備を行い、患者の気分不良、顔色の確認を行う。
- タンポンガーゼの遺残がないように、抜去したタンポンガーゼの枚数を確認する。
- タンポンガーゼ抜去後は、毎日、鼻内の確認・吸引・清掃の診察がある。

### 退院指導

- 鼻内の清潔を保ち、乾燥を防ぎ、炎症予防のため**1日3回程度鼻洗浄**を行う。
- **鼻内の乾燥予防**のために綿球もしくはマスクをするなどの指導をする。
- 退院時、点鼻薬が処方された場合は、用法用量を説明し、継続して使用するように説明する。
- 退院直後は、サウナや熱いお湯での入浴・飲酒は血流が良くなり出血する可能性があるため避けてもらう。

# 2 アレルギー性鼻炎

解剖 p.4 参照

## ぎゅっと まとめシート

☑ 鼻粘膜のⅠ型アレルギー性疾患で、発作性反復性のくしゃみ、水様性鼻漏、鼻閉の３つの症状を主とする。

☑ 季節性アレルギー性鼻炎：スギ花粉やヒノキ花粉などが原因となり、毎年同じ時期に起こる。眼やのどのかゆみなども起こる。

☑ 通年性アレルギー性鼻炎：ハウスダストが原因となり、季節に関係なく一年を通して起こりうる。

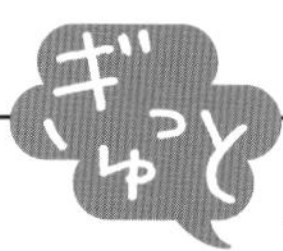

## ポイント

| 症状・所見 | 治療 | 看護 |
| --- | --- | --- |
| ▶ くしゃみ<br>▶ 鼻漏<br>▶ 鼻閉 | ▶ 鼻噴霧用ステロイド<br>▶ 抗アレルギー薬などの内服薬<br>▶ 免疫療法（皮下、舌下）など | ▶ 原因の除去<br>▶ 内服薬の確認 |

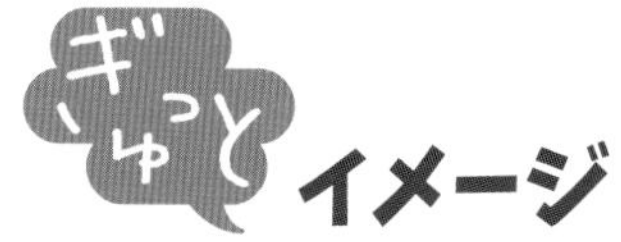

## イメージ

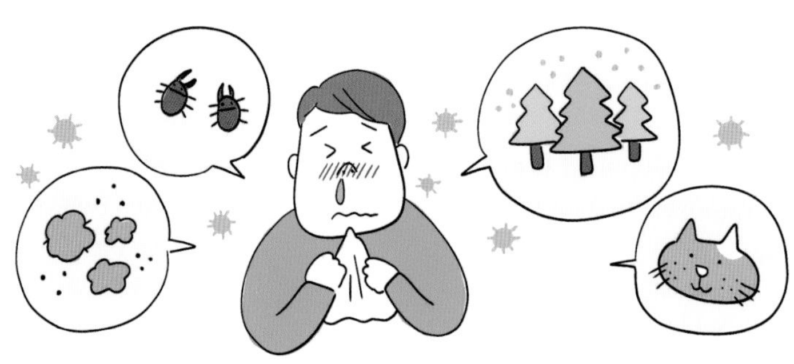

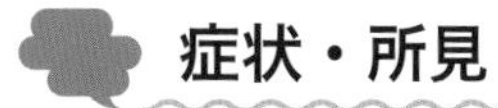

## 症状・所見

- 問診でくしゃみ、鼻漏、鼻閉があるか、症状のある時期は季節性（スギ、ヒノキなど）か通年性（ハウスダストなど）かを確認する。

## 診 断

- 鼻内所見（下鼻甲介の腫脹、蒼白、水様性鼻汁の貯留）を診察する。
- さらに血液・鼻汁好酸球検査、抗原同定検査〔皮膚テスト（プリックテスト、スクラッチテスト）、血清特異的 IgE、鼻誘発検査〕を行い、病因を特定することができる.

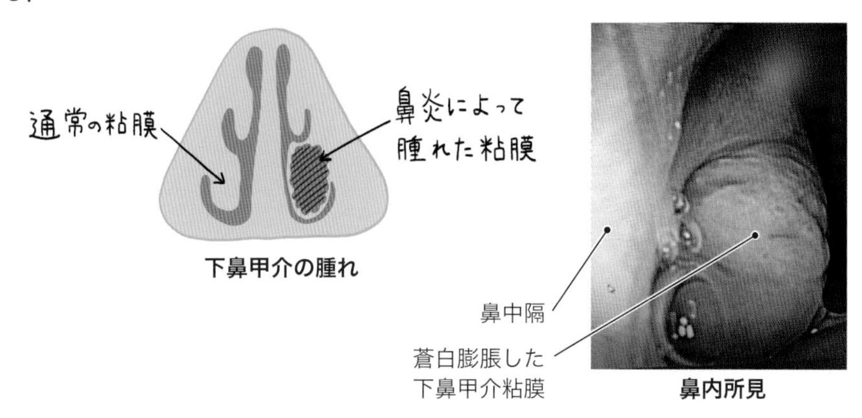

下鼻甲介の腫れ
鼻内所見

## 治 療

- 治療の柱は、薬による症状のコントロール、原因物質の除去・回避である。

### 薬物療法

- 抗アレルギー薬（経口、鼻噴霧、貼付）
- ステロイド薬（鼻噴霧、経口）
- 生物学的製剤（抗 IgE 抗体）
- 血管収縮薬（$\alpha$ 交感神経刺激薬）（鼻噴霧、経口）

### 抗原除去、回避

- ダニ：清掃、除湿、防ダニ布団カバーなど
- 花粉：マスク、めがねの装着など

### 免疫療法

- 免疫療法は病因アレルゲンを繰り返し投与する必要があり、3年以上の治療継続が望ましいとされている。

**皮下免疫療法（SCIT）**

- アレルギーの原因となっているアレルゲンの皮下注射をごく少量から開始し、少しずつ量を増やして、アレルギーが起きないように体を慣らす治療法。
- はじめは週1回、少しずつ量を多く、濃度を高くして、最終的には月1回維持量を注射し続ける。

**舌下免疫療法（SLIT）**

- アレルギーの原因となっているアレルゲンを少量から、舌下に投与し、徐々に量を増やし繰り返し投与する。
- 1日1回舌下に薬剤を投与する。投与後5分間はうがいや飲食は禁止。投与前および投与後2時間程度は入浴や飲酒、激しい運動は避ける。
- 副作用への対応を考え、初回投与は医療機関内で行い、その後30分間は医師の監視下で待機する。翌日からは自宅で患者自身で継続する。

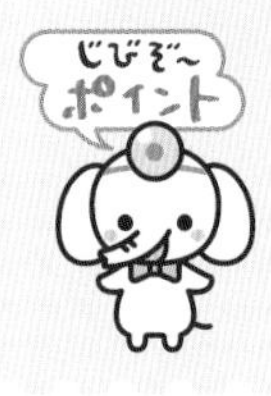


**免疫療法**

- **アナフィラキシー反応が起きないか注意が必要（初回投与後30分程度は全身状態の観察を行う）**

### 手術療法

- 薬物療法が奏効しない場合は、次のような手術を行う。
- **鼻粘膜変性手術**（下鼻甲介粘膜焼灼術など）
  下鼻甲介粘膜を熱で凝固させ縮めて、空気の通りをよくしたり、アレルギー反応が起きにくい粘膜の状態にする手術
- **鼻腔形態改善手術**（下鼻甲介粘膜切除術、粘膜下下鼻甲介骨切除術、鼻中隔矯正術）
  下鼻甲介粘膜を切除したり、下鼻甲介骨や鼻中隔軟骨を切除することで、鼻閉改善を目的とした手術

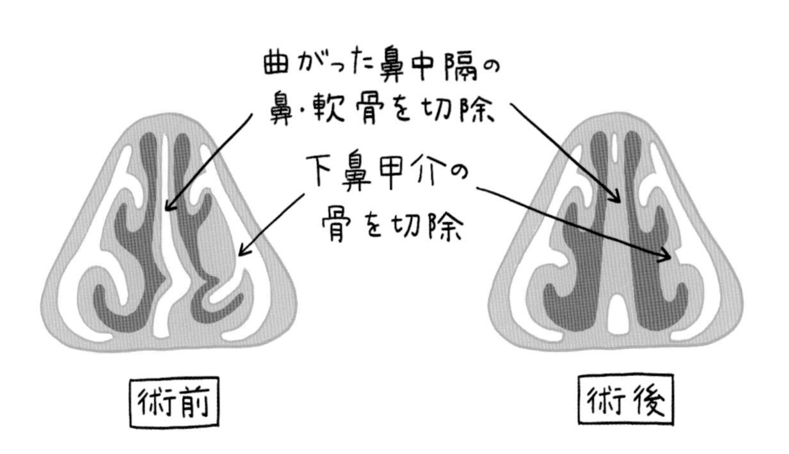


- **鼻漏改善手術**（経鼻腔的翼突管神経切断術）
  後鼻神経を切断して鼻漏を抑制する手術

## 看護

### 薬物療法、抗原除去

- 内服薬の用量用法を守ってもらうように指導し、患者の**内服コンプライアンスの確認**を行う。
- アレルギーの原因になる物の除去を指導する。

### 免疫療法中

- 免疫治療直後は、診察室の近くで待機してもらう。救急カートを用意しておく。
- **アナフィラキシー症状**に注意し、観察を行う。呼吸苦、全身掻痒感、皮疹、動悸、悪心、嘔吐などの症状を感じた場合は、すぐに知らせるように伝える。
- アナフィラキシー症状が出現したときはすぐに医師へ報告、バイタルサインの測定、応援の要請を行い、救急対応する。

### 手術療法

- 副鼻腔炎の項目（p.63）を参照。

# 3 鼻出血

## ぎゅっと まとめシート

☑特発性の鼻出血が多く、出血点はキーゼルバッハ部位が多い。

☑止血の基本は圧迫。状況に応じて電気凝固、化学凝固、鼻内パッキング材による圧迫を追加する。

☑出血を繰り返す場合は、易出血の背景となる要因を検索する。

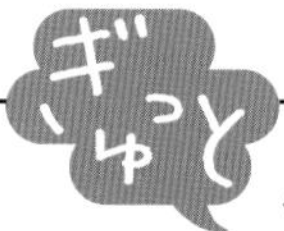

## ポイント

**症状・所見**
- キーゼルバッハ部位
- 抗凝固薬服用
- 止血機能
- 外傷、腫瘍性病変

**治療**
- 圧迫止血
- 鼻内パッキング
- 粘膜の電気凝固

**看護**
- 出血状況
- 血液の嚥下の有無
- 気分不良
- 内服薬（抗凝固薬）の確認
- 既往歴

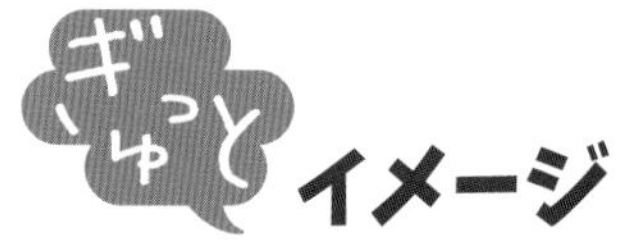

## イメージ

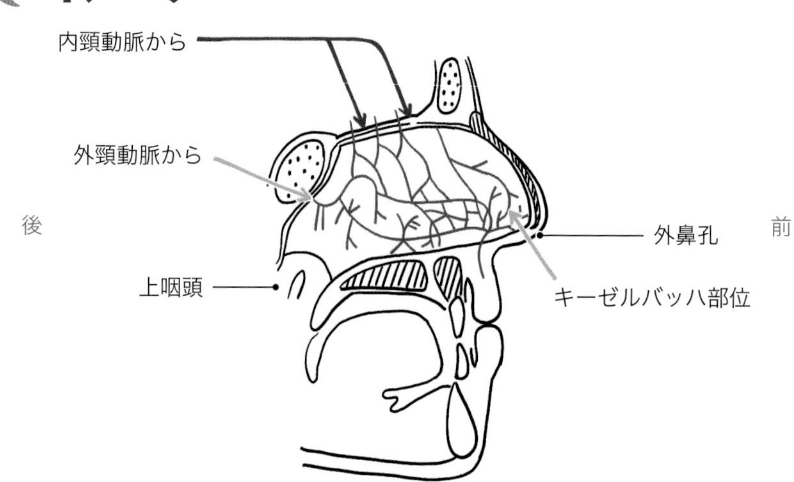

## 症状・所見

- キーゼルバッハ部位など、比較的前方からの出血は前鼻孔からの出血となりやすい。
- 後方からの出血や、鼻翼を圧迫しても止まらない場合の出血は咽頭に流れ込みやすい（後鼻出血）。
- 成人の後鼻出血は止血に難渋することがある。
- 出血の反復や持続により、貧血が進行して輸血を要することがある。

## 診 断

- 鼻内の観察により出血点を確認する：前鼻鏡検査での確認、軟性経鼻内視鏡、硬性鏡での観察
- 止血機能異常をきたす疾患の検索、抗凝固薬や降圧薬の服用の有無を確認する。
- 特発性が最も多く、外傷性、腫瘍性などもある。
- 小児ではアレルギー性鼻炎により鼻への物理的刺激が関係する例もある。
- 必要に応じ、外傷や悪性腫瘍からの出血の検索としてCTなどの画像診断を行う。

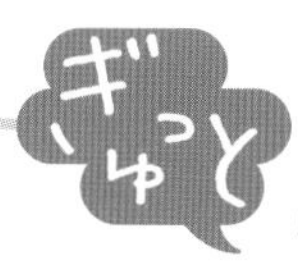


## 器機紹介

### 鼻の診察で使用する器機

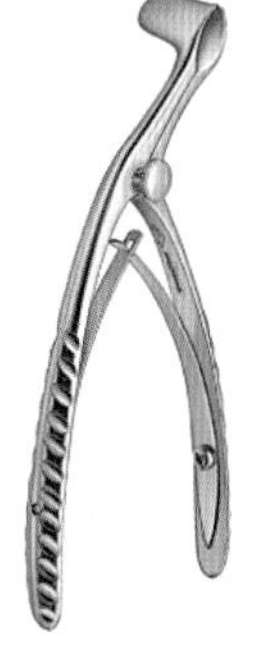
鼻鏡

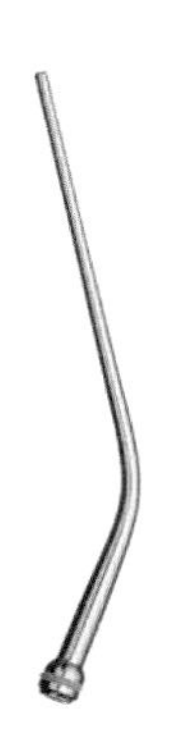
吸引管

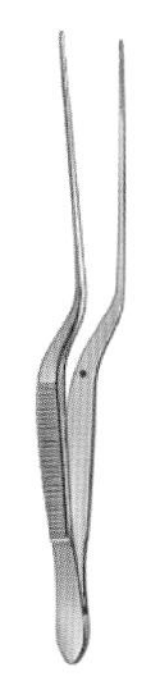
鼻用鑷子

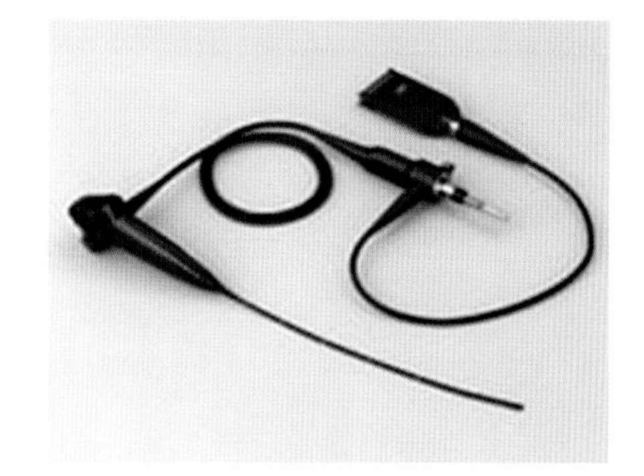
軟性経鼻内視鏡

- 鼻鏡を用いて、鼻の入口部を広げて、鼻内を観察する。鼻の大きさによってサイズがある。
- 吸引管で鼻内の貯留物を吸引する。
- 鼻用鑷子（せっし）で鼻内の異物を除去したり、ガーゼを挿入したりする。
- 鼻から軟性経鼻内視鏡を入れ、鼻の中や副鼻腔開口部を観察する。

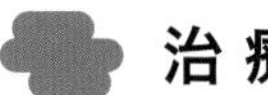

## 治療

- 基本的な対応は**安静と圧迫止血**である。キーゼルバッハ部位であれば鼻翼を用手的に圧迫し（じびぞ〜ポイント参照）、それより後方であれば軟膏ガーゼやその他**充填物を留置しての圧迫**を行うが、前方よりも止血に難治することが多い。
- 鼻内を確認して出血点が明らかであれば、出血点の**電気凝固**や**化学凝固**も選択に上がる。
- 圧迫などのため、ベロックタンポンや後鼻孔へのバルーン留置が行われることもある。
- 圧迫処置で制御できない、あるいは出血点が不明で制御できない場合には、内視鏡下手術などにより鼻内に血液を供給する動脈の処理を行うことがある。

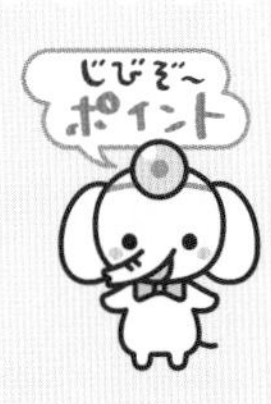


**鼻血が出たときの対応**

- **まず落ち着き安静に（血圧の上昇を避ける）。**
- **うつむく、上を向かない（血液がのどに流れ、嚥下により気分不良をきたしやすい）。**
- **鼻翼を指で強くつまみ圧迫する（キーゼルバッハ部位を圧迫）、できれば5分ほど継続する。**
- **押さえる場所を間違えないように！**

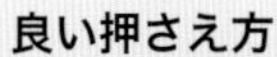

**良い押さえ方**

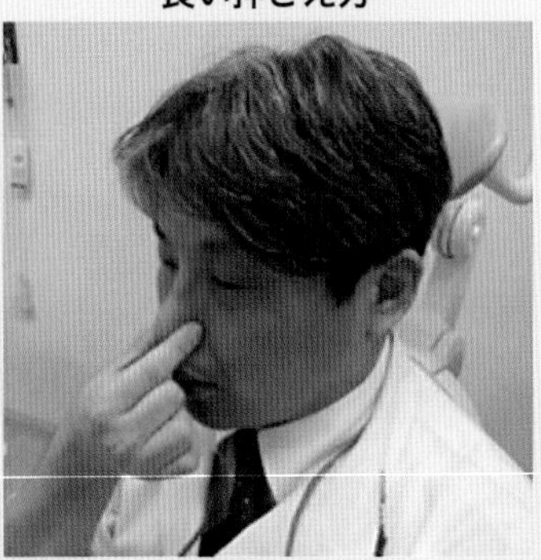

・鼻翼の上からキーゼルバッハ部位を押さえる。
・うつむき気味なので、鼻の奥の血液がのどに流れない。

**悪い押さえ方**

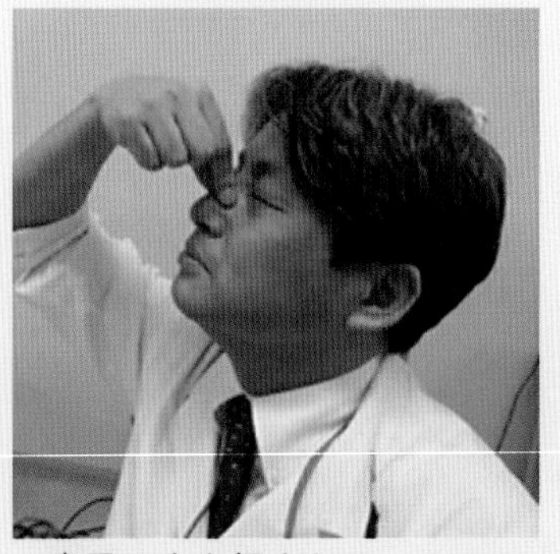

・鼻骨の上を押さえているので、キーゼルバッハ部位が圧迫できていない。
・上を向いているので、鼻の奥の血液がのどに流れる。

### オスラー病

- ☑ 遺伝性出血性毛細血管拡張症（hereditary hemorrhagic telangiectasia：HHT）とも呼ばれ、多発毛細血管拡張症により頻回に鼻出血を繰り返す。指定難病で、遺伝性疾患である。
- ☑ 血管の問題によってエピネフリンによる血管収縮は期待できず、アルギン酸塩被覆剤などを用いての止血が望ましい。

## 看護

### 全身状態の状況の確認を

- いつから出血しているのか、どのくらい出ているのかを問診する。本人の状況次第では家族から問診する。
- バイタルサインの測定、気分不良の有無の確認をする。

### 出血したら

- **鼻翼をつまみ、下を向く**ように指導する。上を向くと血液が咽頭に流れ込むことになるため必ず下を向くように伝える。
- 血液を飲み込んでしまうと、悪心につながるため、**血液は飲み込まずに吐き出し**てもらう。ティッシュペーパーやガーグルベースンを用意する。

### 止血後も観察を

- 再出血しないように**安静**を保つように指導する。
- 口腔内の確認を行い出血の有無を確認する。
- タンポンガーゼを用いて止血した場合は、タンポンガーゼの脱落や誤嚥に注意する。止血時に使用した**タンポンガーゼの枚数を確認**し、抜去時にタンポンガーゼの枚数が合っているか確認する。
- 「再出血するのではないか」と不安になるため、不安の傾聴を行い軽減に努める。

# 4 鼻骨骨折、眼窩壁骨折

## ぎゅっとまとめシート

- ☑外傷による骨折であり、視機能障害を伴う場合には緊急手術を要する。
- ☑治療は外科的な整復と、疼痛などに対する対症療法である。
- ☑十分な全身の観察により、他の部位の外傷や深部の骨折がないかも評価が必要。

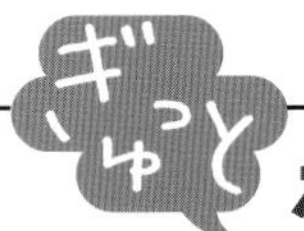

## ぎゅっとポイント

**症状・所見**

- 骨折部の腫脹、偏位
- 出血、皮下血腫、皮下気腫
- 受傷部の疼痛、知覚低下
- 視機能障害

**治療**

- 止血処置など外傷への対応
- 骨折部に対する整復術
- 疼痛緩和

**看護**

- 疼痛
- 出血
- 視野・視力障害
- 骨折時の状況
- 全身の外傷有無

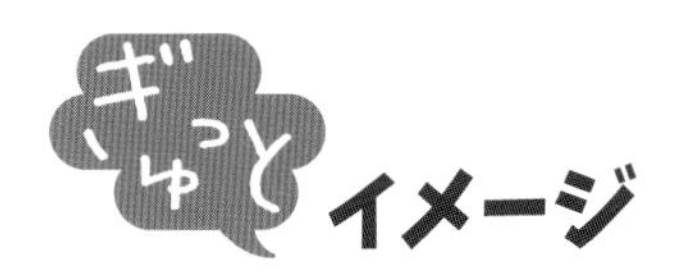

## ぎゅっとイメージ

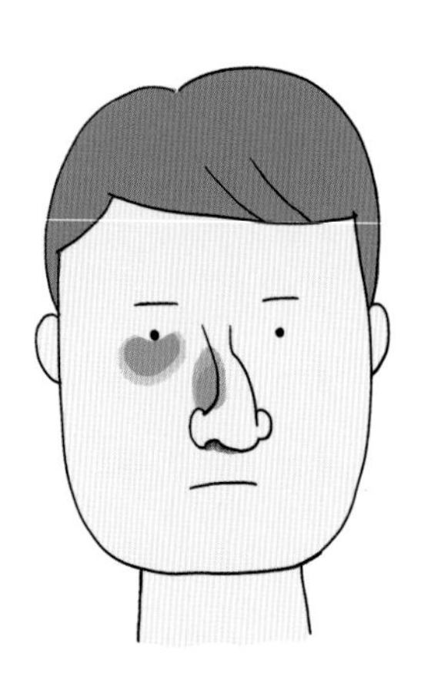

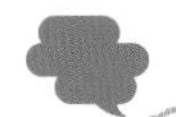

## 症状・所見

- 鼻稜の偏位、鼻根部の腫脹、疼痛
- 創部（眼窩周囲のことも）の皮下血腫やざ瘡、出血、皮下気腫
- 眼球運動障害、複視、視力低下
- 頬部などのしびれ（骨折による三叉神経の障害）

## 診 断

- 鼻骨骨折は触診で鼻骨の動揺の有無を確認する。
- **視機能（視力、眼球運動、眼位など）に異常があれば眼科に評価を依頼**する（緊急対応を要する可能性あり）。
- CT で骨折線、骨の偏位の有無について評価する。眼窩壁骨折で多いのは眼窩内側壁と眼窩底である。鼻骨骨折だけと思っていてもこれらを合併している場合があるため、CT での評価は行っておくとよい。
- 転倒による外傷の場合は、転倒の原因が意識障害でないかを確認し、必要であれば背景となる疾患がないか評価する。
- 外傷であるので、受傷部位によりさまざまな症状が出現しうる。例えば、頬骨骨折を伴っていないか、頭部や全身の他の部位に外傷がないかなども評価する。

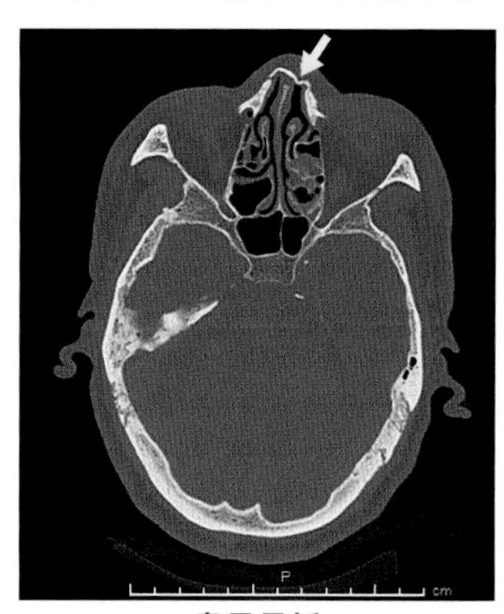

**鼻骨骨折**

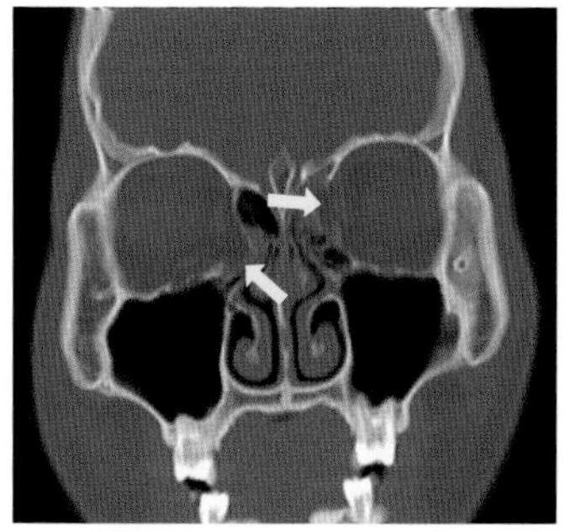

**眼窩壁骨折**（眼窩内側）

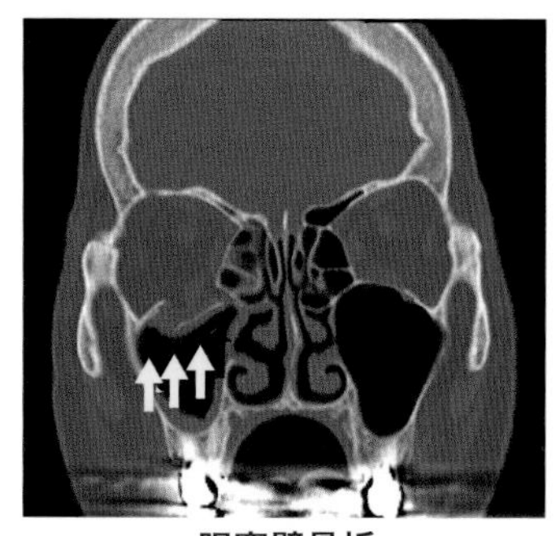

**眼窩壁骨折**
（眼窩底の吹き抜け骨折）

## 治療

### 鼻骨骨折

- 鼻骨骨折に対しては、局所麻酔下（小児などは全身麻酔下）にワルシャム鉗子などを用いて**鼻骨骨折の非観血的用手整復**を行う。整復を行う時期は、受傷から2週間以内が望ましい。
- 鼻骨骨折が陳旧性であれば通常全身麻酔下に外鼻形成術を行う。
- 骨折があっても骨の偏位が軽度で外観上変形がなければ、消炎鎮痛薬の投与のみで様子観察とすることもある。
- 鼻骨骨折整復術は外来で施行が可能で、鼻内に十分な局所麻酔を施した後、鉗子を挿入して、陥没した鼻骨を挙上する。整復後、骨が適切な位置に戻っているかを評価する。

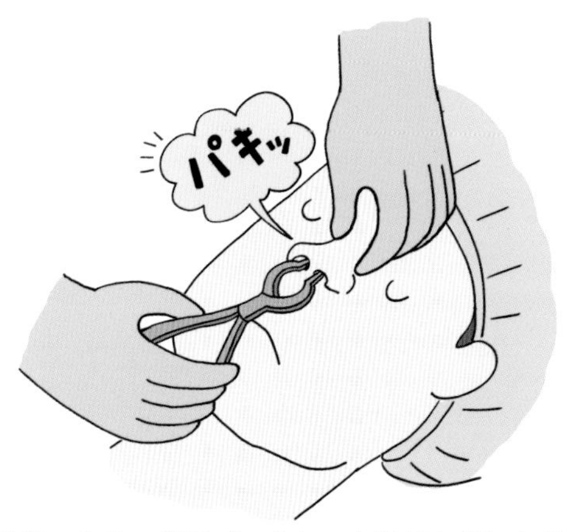

整復のための鉗子（ワルシャム鉗子など）を鼻内に入れ、偏位した鼻骨を挙上する。

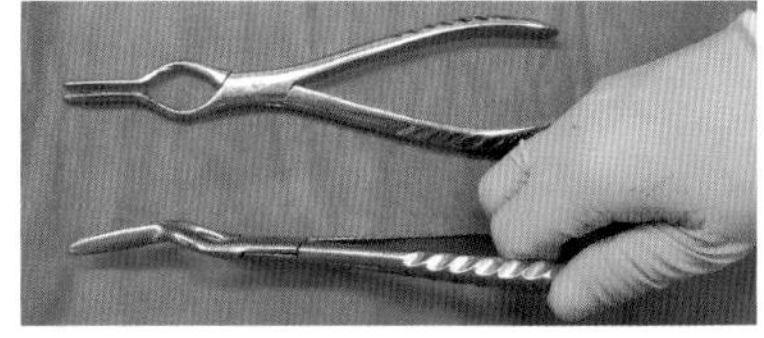
ワルシャム鉗子

### 眼窩壁骨折

- 眼球の偏位や眼球運動障害をきたして、複視や視力障害、外眼筋の絞扼などがあれば、手術を考慮する。
- 手術は、基本的には全身麻酔下に施行し、骨片を除去し、逸脱した眼窩内容物を眼窩内に戻し、眼球運動に問題がないか確認する。
- 骨折部へは、鼻腔経由で経副鼻腔に内視鏡的にアプローチをする方法と、下眼瞼を外切開してアプローチする方法がある。

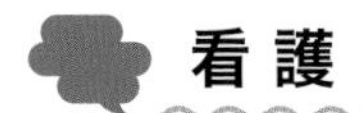

## 看護

### 出血していたら

- 鼻出血の有無の確認を行い、バイタルサインの測定をする。
- 出血時は下を向くように指導する。血液は飲み込むと後に悪心嘔吐を引き起こすため、吐き出すように説明する。

### 疼痛管理

- 疼痛に対して適宜鎮痛薬の使用を行う。
- 整復時は疼痛を伴うため、迷走神経反射に注意し観察する。
- 整復後、麻酔が切れると痛みが増強することがある。

### 転倒に注意

- 視野障害の有無の確認を行う。視野障害が出ている場合は、転倒する可能性があるため、歩行介助や障害物の除去、部屋の配置を説明する。

### 整復後の注意点

- 鼻はかまずに、鼻汁をティッシュなどで拭き取るように伝える。
- 鼻内にタンポンガーゼを挿入し固定した場合は、タンポンガーゼの脱落や誤嚥に注意する。固定時に使用したタンポンガーゼの枚数を確認し、抜去時にタンポンガーゼの枚数が合っているか確認する。

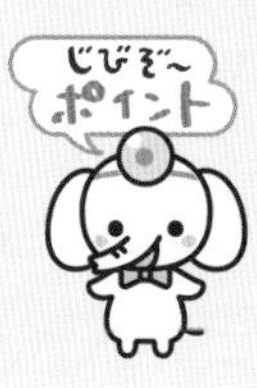


**鼻をかまない**

- **眼窩壁骨折の場合、鼻をかむと眼窩気腫になる可能性がある。**
- **眼窩気腫になれば、眼窩周囲が腫れて、皮下に握雪感を生じる。**

# 5 嗅覚障害、味覚障害

解剖 p.5 参照

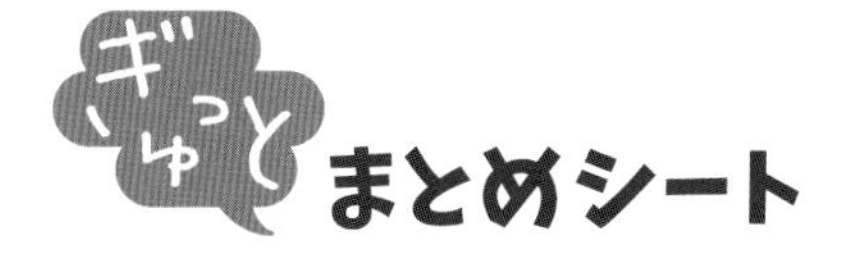

## まとめシート

☑嗅覚障害は呼吸性、嗅粘膜性、中枢性とこれらの混合性に分けられる。

☑味覚障害は口腔内環境の影響のほか、亜鉛欠乏が影響することがある。

☑いずれも QOL への影響は大きいため、原因を特定して治療を行う。

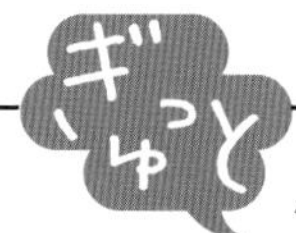

## ポイント

**症状・所見**

- においし・味がしない、わかりにくい
  〔風味障害（嗅覚障害による）〕

**治療**

嗅覚障害
- 呼吸性障害であれば、気流を妨げる疾患の治療
- ステロイドの点鼻
- 漢方薬（神経障害の回復）

味覚障害
- 口腔内保清
- 亜鉛など微量元素の補充
- 血清亜鉛値を低下させる薬剤の中止
- 栄養状態の改善

**看護**

- 自覚症状の観察
- 既往歴、現病歴の確認
- 社会的背景の確認

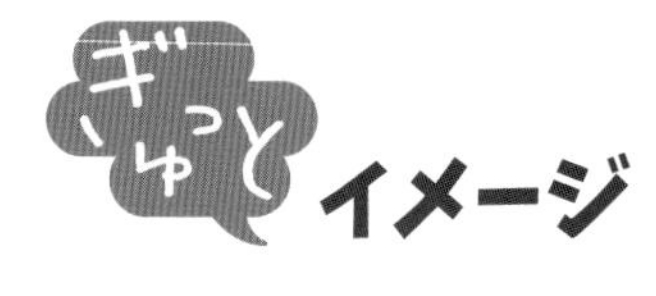

## イメージ

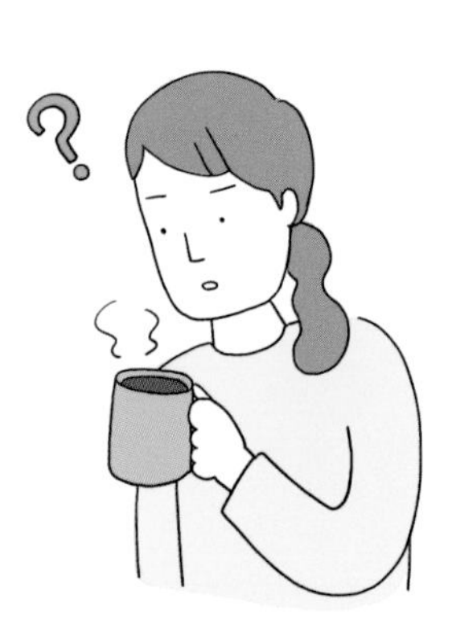

## 症状・所見

- 嗅覚障害の種類として、**嗅覚の過敏、減退・脱失**、本来のにおいと違って感じる**嗅覚錯誤（異臭症）**などがある。
- 味覚障害も過敏、減退・脱失のほか、本来の味と異なって感じる例もある。
- 嗅覚に異常があると、味覚にも影響することがある（風味障害）。

## 診 断

- 鼻内・口腔内の観察により、嗅覚・味覚に影響しうる**病態の有無を確認**する。
- 基準嗅覚検査、静脈性嗅覚検査、電気味覚検査、テーストディスク検査などによって障害の程度を評価する。
- 嗅覚障害は障害部位別により①**呼吸性**、②**嗅粘膜性**、③**中枢性**の3つに分けられ、これらが混在するものもある。また、頭部外傷によって嗅糸が断裂する外傷性もある。
- 味覚障害では味細胞の再生に必要な**亜鉛などの微量元素の欠乏**がないか、血液検査で確認する。原因となりうる薬剤歴がないかを確認する。

**基準嗅覚検査**
**T&T オルファクトメーター**

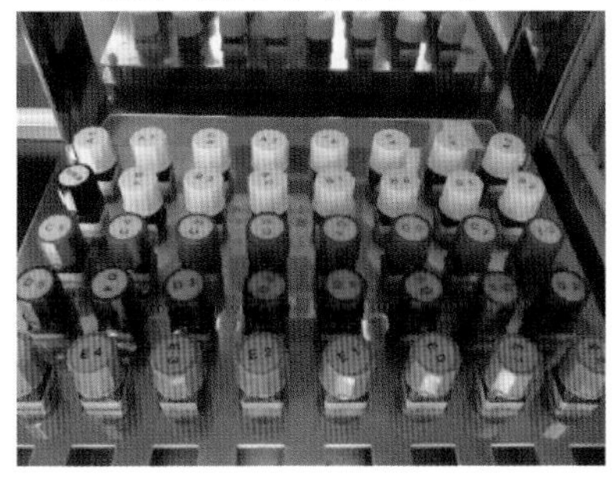

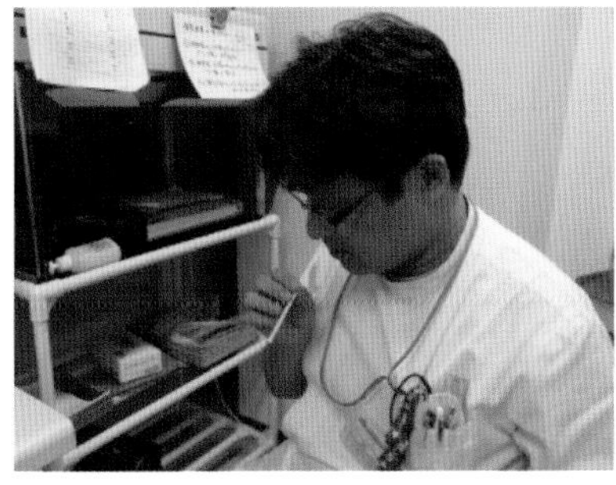

左写真の基準臭を検査紙にひたして嗅ぐ。
（詳細な検査手順は成書参照）

**テーストディスク検査**

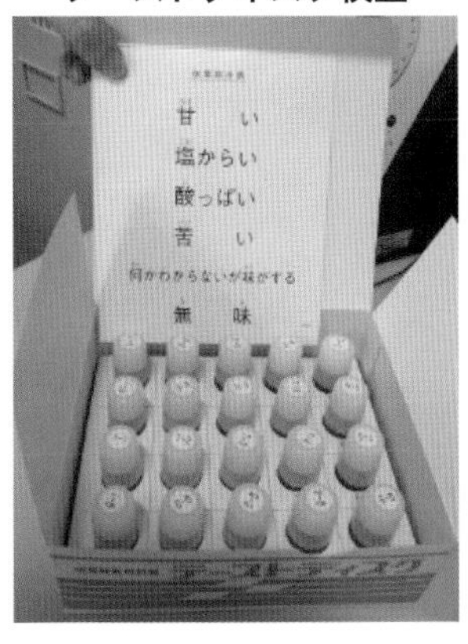


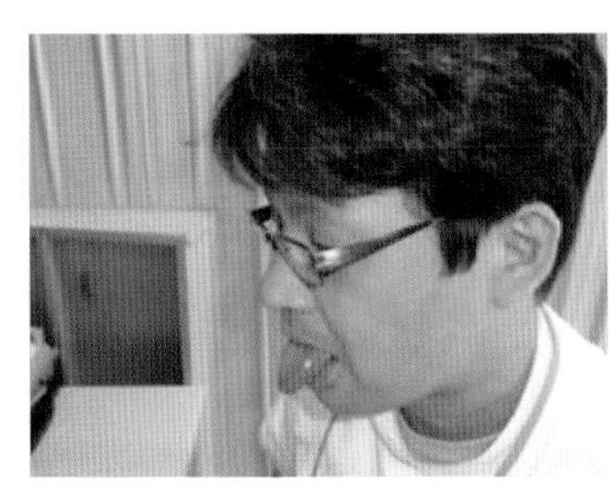

左写真の味質溶液を検査紙に滴下し、舌の測定部位に置き、味覚をチェックする。
（詳細な検査手順は成書参照）

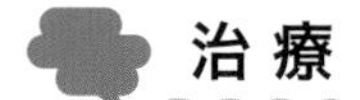

## 治 療

### 嗅覚障害

- 呼吸性では、慢性副鼻腔炎やアレルギー性鼻炎など原因となる疾患の治療を行う。
- 嗅粘膜性では副腎皮質ステロイドの点鼻や神経障害の回復を促進させうる薬剤を用いる。

**点鼻するときの姿勢**

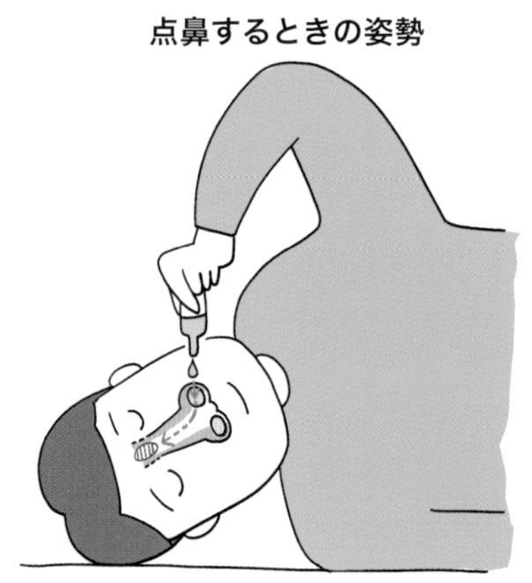

側臥位で頭を落とし、上の鼻内から鼻中隔に沿って嗅上皮に届くように薬剤を点鼻する。

- 中枢性の場合は嗅覚のリハビリテーションを行う。

### 味覚障害

- 口腔内保清、亜鉛など微量元素補充、血清亜鉛値を低下させる薬剤の休止を考慮する、栄養面の改善など

カキ
ホタテ
たらこ
ワカメ
のり
カシューナッツ
チーズ
牛肉赤身
豚レバー
木綿豆腐

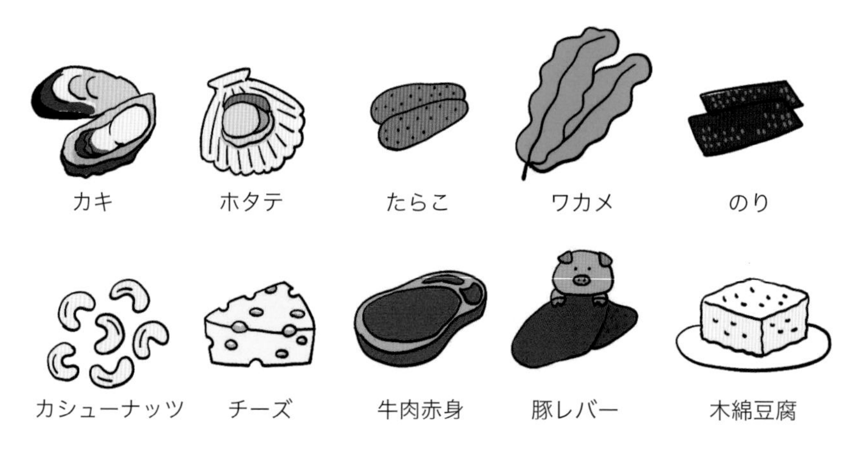

**亜鉛を多く含む食品**

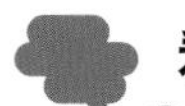

## 看 護

### 不安の軽減を

- これまでニオイを嗅いだり、味がしていたのに、ニオイや味がしないことにより精神的不安を受けるため、不安の傾聴を行う。必要時は医師の診察に同席するなど患者が思いを表出できるように介入する。

### 日常生活の注意点

- 嗅覚障害により、ガスや煙のニオイがせずに事故が起こる可能性があるため、火元の確認の強化をしてもらうように指導する。また必要時は火災報知器の使用を提案する。
- 味もニオイも QOL に大きな影響を及ぼす。調理に関係した仕事やソムリエ、調香師などは失職に繋がることもある。

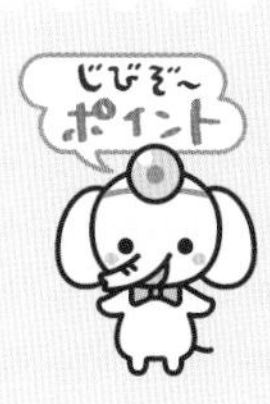


**味が何となくおかしい**

- 風味障害の可能性がある。味覚には口腔内から嗅細胞に達した食物のニオイも関係している。味覚そのものに問題がなくても、嗅覚障害により味覚の異常を自覚しうる。
- 訴えがなくても、嗅覚に問題がないかも確認する。

**ポリファーマシーの影響**

- 高齢社会において、ポリファーマシー（多剤併用）が問題になっている。血清中の亜鉛値を低下させうる薬剤は多数あり、これが原因で亜鉛欠乏性味覚障害となることがある。

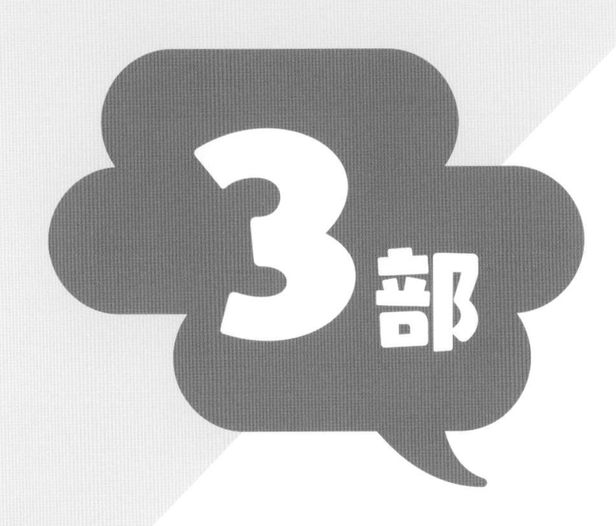


# 3章
# 疾患別診療と看護
# 口腔・咽頭・喉頭

# 1 口腔乾燥（ドライマウス）

解剖 p.6 参照

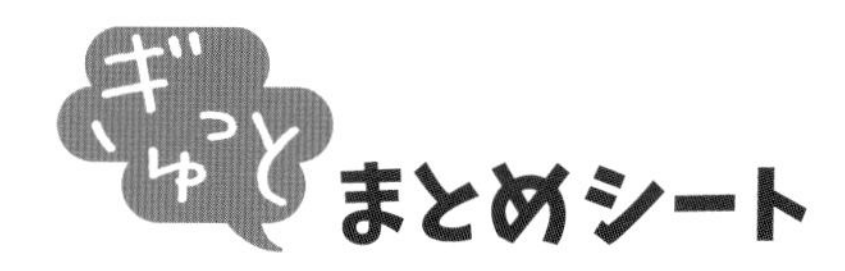


- なんらかの原因で唾液の分泌が低下して口が乾いた状態、ひどくなると痛みで摂食障害や会話しにくくなることもある。
- 細菌の増殖が多くなるため、口腔内の衛生状態を悪化させ、口臭や粘膜の感染、味覚障害も起きる。
- 唾液は口の中の清潔を保つ役割もあるため、齲歯（うし）が増加したりする。高齢者に多くみられる。

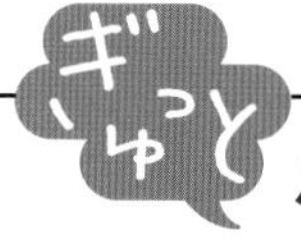


## ポイント

| 症状・所見 | 治療 | 看護 |
|---|---|---|
| 口の中が乾く | 保湿性薬剤 | 食事摂取状態の確認 |
| ネバネバする | 原因薬剤の除去 | 疼痛の程度 |
| 歯垢・舌苔・口臭 | 人工唾液 | 全身状態の管理 |
| | | 口腔清掃状態 |
| | | 内服薬や現病歴の聴取 |

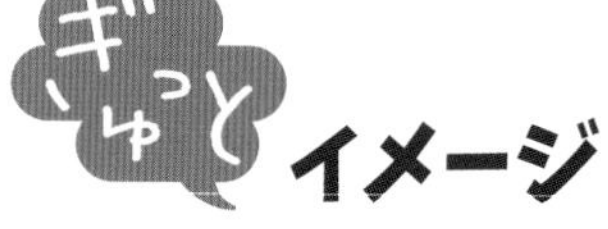


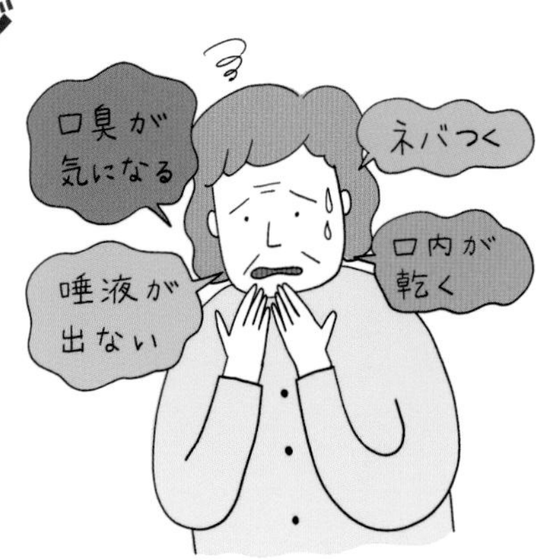

## 診断

- 問診（口渇の程度や症状、治療中の病気、**服用している薬**など）
- 唾液分泌量の検査（ガムテスト、サクソンテスト）を行う。平均的な唾液の分泌量は1日あたり約1〜1.5L。
- **シェーグレン症候群**が疑われる場合は後述。

## 治療

- 生活指導や対症療法
- 最も一般的な原因は薬の副作用（抗精神神経薬、抗てんかん薬、抗パーキンソン薬、抗めまい薬、抗ヒスタミン薬、降圧薬など多種）で、可能であれば原因薬剤を中止する。
- 保湿性薬剤、人工唾液、うがい、水分摂取など
- 齲歯のリスクが高いため、**口腔内の清掃をしっかりと行う**。

### シェーグレン症候群

- ☑ 唾液腺、涙腺などの外分泌腺に起こる自己免疫疾患で、口腔内乾燥や乾燥性角結膜炎を主症状とする。
- ☑ 女性に多く、関節リウマチなどの膠原病に併発することも多い。
- ☑ 血液検査で抗SS-A抗体、抗SS-B抗体が陽性、口唇腺や涙腺組織の病理組織検査、唾液腺造影やガムテスト、シルマーテストなどを行い診断する。

### 口腔内清潔を保つ

- 唾液減少により齲歯が増加するので、定期的歯科受診を勧める。
- 逆行性に唾液腺炎を起こすリスクがあるので注意する。

### 義歯のトラブル

- 唾液の粘着力や接着力が低下して、口腔粘膜の保湿度が低くなることで義歯の維持力が低下し、義歯は不安定になり脱落しやすくなる。

# 2 口内炎

解剖 p.6 参照

## ぎゅっとまとめシート

- ☑ 口の中の粘膜（頬、唇の裏、のど、舌など）に生じる痛みを伴う炎症で、できる部位によって舌炎、歯肉炎、口唇炎という。

- ☑ 通常であれば数日から 2 週間ほどの局所治療で治る。治らなければ悪性腫瘍の可能性もある。

- ☑ 原因として、感染症、全身性疾患、物理的または化学的な刺激物質、アレルギーなど。唾液分泌が減少することで発症する可能性が高まる。

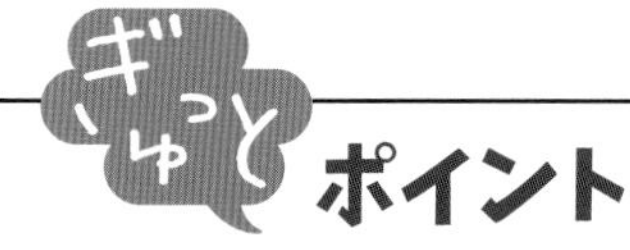

## ぎゅっとポイント

**症状・所見**
- 口の中の粘膜に潰瘍
- 痛い、しみる

**治療**
- 局所治療

**看護**
- 食事摂取状態の確認
- 疼痛の程度
- 全身状態の管理
- 口腔清掃状態
- 内服薬や現病歴の聴取

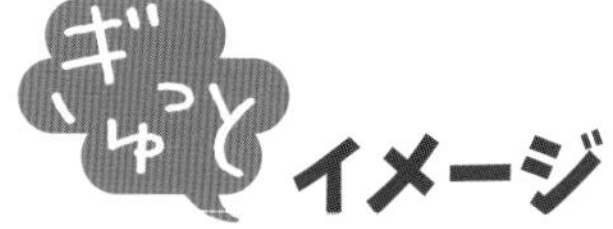

## ぎゅっとイメージ

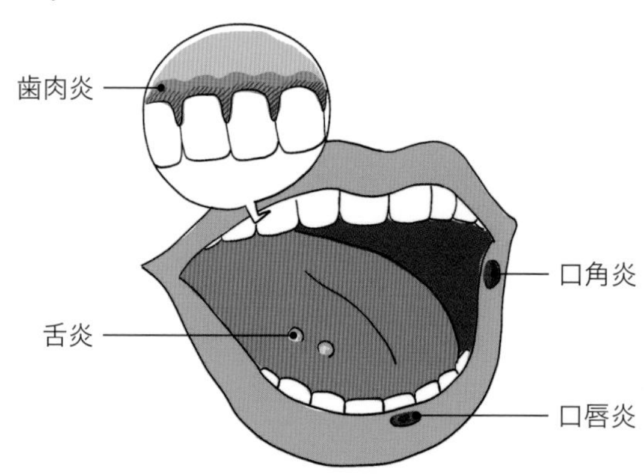

## 症状・所見

- 口腔内に炎症を生じて、痛みが出たり、食事がしみたり、腫れたりして食事に支障をきたす。下記のような症状をきたし、原因もさまざまである。

| | 症状 | 主な原因 |
|---|---|---|
| アフタ性 | • 白くて浅い腫瘍<br>• 痛み<br>• 食べ物がしみる | • 免疫力の低下<br>• 栄養状態不良<br>• ストレス<br>• 寝不足 |
| カタル性 | • 口の中が赤く腫れる<br>• 食事でしみる<br>• 唾液の分泌が増える<br>• 口臭が気になる | • 疲れ<br>• 免疫力の低下<br>• 物理的な刺激<br>• う歯、歯周病、歯槽膿漏 |
| ウイルス性 | • 強い痛み<br>• 発熱<br>• 口腔内の水疱 | • ヘルペスウイルス感染 |
| カンジダ性 | • 白い苔のような付着物<br>• 痛みは軽いことが多い | • 糖尿病<br>• 悪性腫瘍<br>• ステロイドの長期使用<br>• 抗菌薬の長期使用 |
| 自己免疫性 | • 境界のはっきりした潰瘍<br>• 複数個所に白苔<br>• 難治性 | • ベーチェット病<br>• クローン病<br>• 全身性エリテマトーデス |
| 全身性皮膚疾患 | • レース状、網状<br>• 出血を伴うこともある | • 天疱瘡、類天疱瘡<br>• 扁平苔癬 |

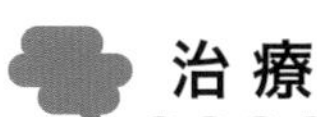

## 治療

- 原因に応じて、原因物質の除去を行うとともに、ステロイドの軟膏塗布、ステロイドの内服、抗ウイルス薬軟膏塗布、抗ウイルス薬の内服、ビタミン剤の投与などをする。
- 2週間以上治療をしても、**治りが悪い**場合には、**悪性腫瘍の除外**が必要である。

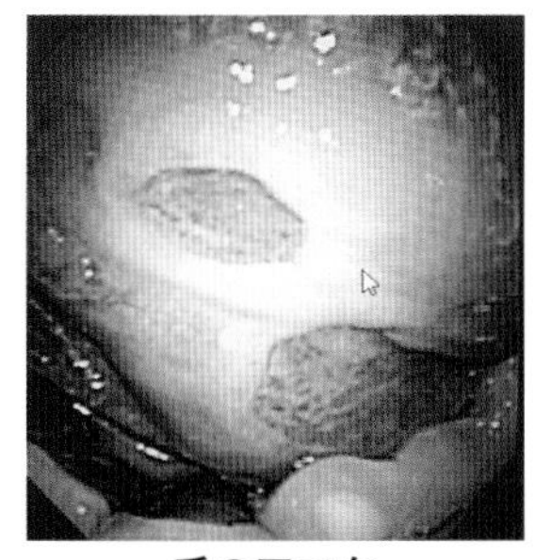

舌のアフタ

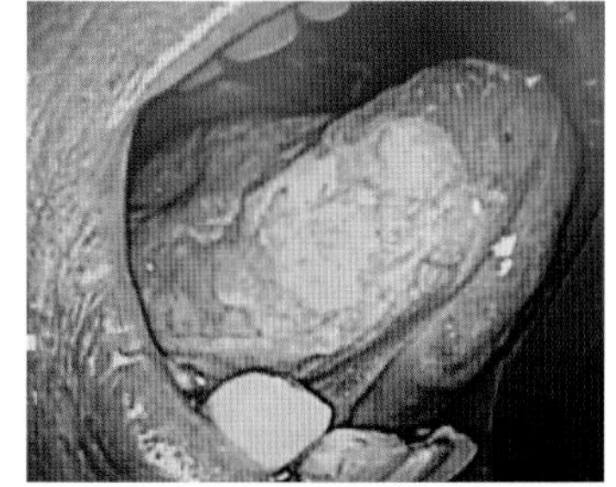

舌癌

## 看護

- **食事前に鎮痛薬**の使用や、鎮痛薬入りの含嗽薬を使用し、痛みのコントロールを行い、食事摂取が進むようにする。
- 口腔内の乾燥、疼痛により食事摂取の減少が起こるため、脱水症状の有無の確認を行う。
- 熱い食べ物や刺激になる食べ物は避け、食べやすい食事の提案を行う。
- 口腔内の清潔を保つ。

# 3 炎症性唾液腺疾患（唾石、ムンプスなど）

解剖 p.6 参照

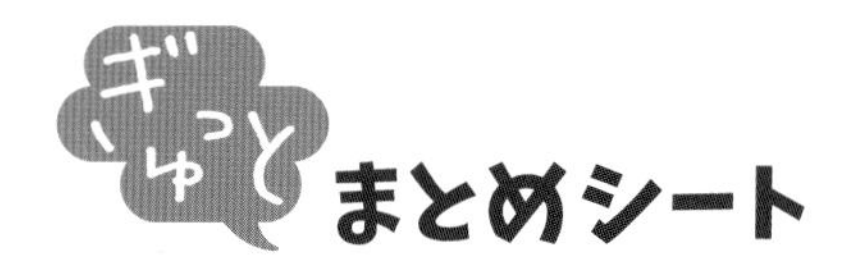


- 流行性耳下腺炎（ムンプス、おたふくかぜ）は小児に好発するウイルス感染症である。
- 急性化膿性耳下腺炎は、細菌感染症であり抗菌薬治療を行う。
- 唾石症は顎下腺に多く、食事の際に顎下部の腫脹や疼痛をきたす。

ぎゅっとポイント

| 症状 | 診断・治療 | 看護 |
|---|---|---|
| ▶唾液腺腫脹 | ▶血中アミラーゼ上昇 | ▶疼痛ケア |
| ▶疼痛 | ▶ムンプス IgM 抗体価上昇 | ▶発熱、倦怠感のケア |
| ▶発熱 | ▶ムンプスは対症療法 | ▶食事摂取量の確認 |
| ▶双手診で唾石触知 | ▶細菌感染例には抗菌薬投与 | ▶食事の際の違和感を確認 |
| | ▶唾石は手術で摘出 | ▶ワクチン接種歴 |

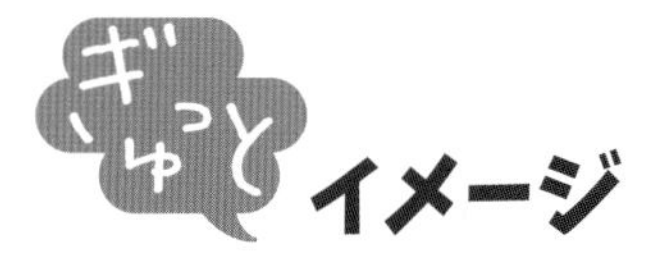


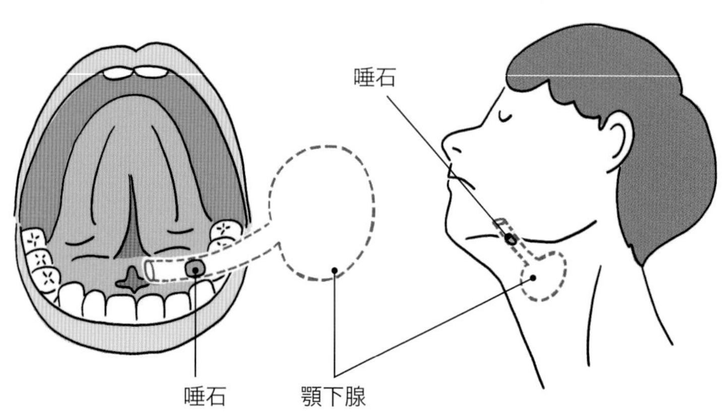

## 症状・所見

- 流行性耳下腺炎（ムンプス、おたふくかぜ）は3〜10歳で好発し、**ムンプスウイルスの感染**により発症する。飛沫感染で広がる。**一側ないし両側の耳下腺腫脹**をきたし、顎下腺の腫脹を伴うこともある。
- 髄膜炎、脳炎、難聴、精巣炎、卵巣炎、心筋炎、膵炎などのさまざまな合併症を発症することがある。
- 急性化膿性耳下腺炎は、**一側性の耳下腺腫脹**が多く、**口腔内不衛生が原因**となることが多い。頬粘膜に開口する耳下腺管（ステノン管）（p.6 参照）からの逆行性細菌感染により発症する。
- 唾石症は顎下腺管（ワルトン管）に生じることが多く、**食事時の顎下腺腫脹と強い痛み**を起こす。

## 診 断

- 唾液腺に炎症がある場合、血液検査でアミラーゼが上昇する。
- ムンプスの場合は、血清ムンプス IgM 抗体が上昇する。
- 急性化膿性耳下腺炎の場合は、耳下腺を圧迫・マッサージすることでステノン管から排膿を認めることが多い。
- 顎下腺唾石は、食事に一致して症状をきたすため、病歴から推測することが可能である。
- 双手診（図参照）で唾石を触知することができ、単純 X 線検査や CT で唾石を確認できる。

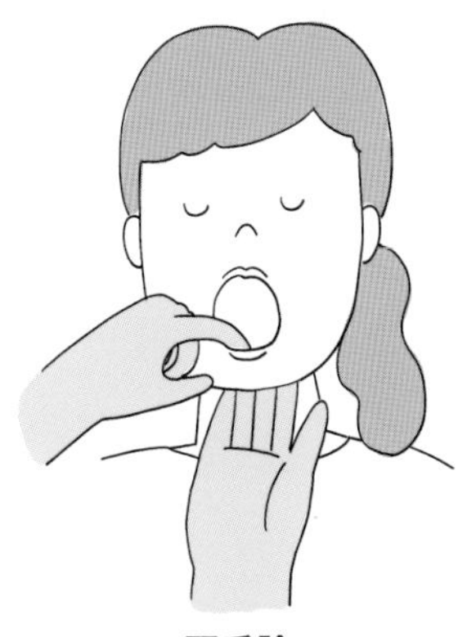

**双手診**

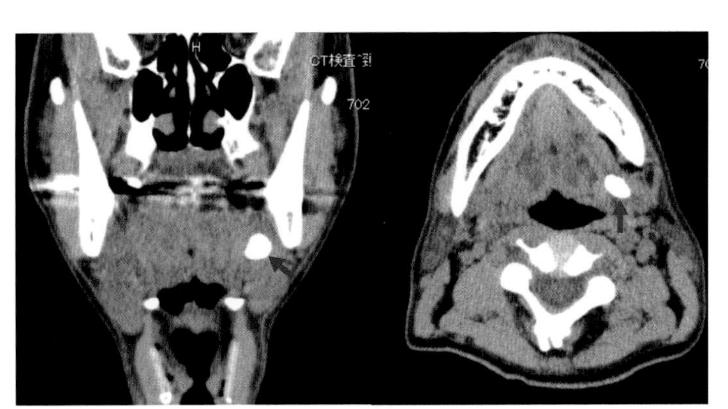

**CT 所見**

左顎下腺とワルトン管との移行部に骨と同輝度の高吸収域（↑）を示す唾石を認める。

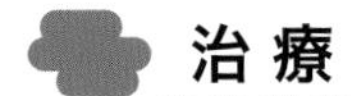

## 治療

- ムンプスの治療は、安静と対症療法が主体で、発症後 10 日程度で回復する。
- 急性化膿性耳下腺炎の治療は、抗菌薬投与を行う。
- 唾石の治療は、原因となる唾石の摘出であり、顎下腺炎に対して抗菌薬を投与する。
- 唾石の位置によって経口的に唾石を摘出できる症例と、外切開で顎下腺摘出術が必要となる症例がある。
- 口内法での摘出の場合は、唾石が再度生じる可能性がある。
- 一般的に顎下腺を摘出しても口渇になることはない。

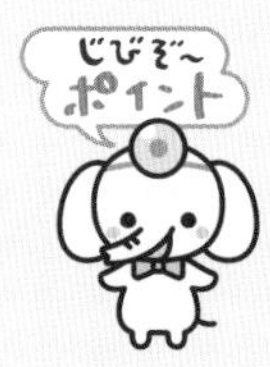


**急性耳下腺炎は一側性**

- ムンプス例では両側の耳下腺腫脹をきたし、顎下腺腫大を伴うことも多いが、急性耳下腺炎では通常一側性である。

**出席停止**

- ムンプスは 5 類感染症であり、学校保健安全法にて「腫脹が発現した後 5 日を経過し、かつ、全身状態が良好になるまで」出席停止と定められている。

**IgG4 関連唾液腺炎**

- 自己免疫疾患である IgG4 関連疾患の病変として、両側の唾液腺腫脹を認めることがある。
- 他臓器病変や悪性腫瘍の併発を確認するために、全身の検索が必要である。

## 看護

### ムンプス感染予防の指導を

- 飛沫感染で広がるため、兄弟がいる場合はできるだけ家庭内隔離を行い、家庭内感染をしないように指導する。
- 大人が感染すると合併症や重症化しやすい。
- 妊婦が罹患すると流産をするリスクが高くなるため、妊娠を希望する女性やパートナーの罹患歴の有無や抗体検査を行い、感染予防を行うように伝える。

### 顎下腺唾石摘出術の術前術後ケア

- 口内法：多くは外来日帰り手術で行われる。帰宅後の疼痛や出血時は鎮痛薬の内服や創部の圧迫を指導する。
- 顎下腺摘出術：全身麻酔下の手術であり、手術後は疼痛の有無の確認や術後出血の有無の確認をする。

### 術後顔面神経麻痺に注意

- 下口唇の運動障害が生じることがある。

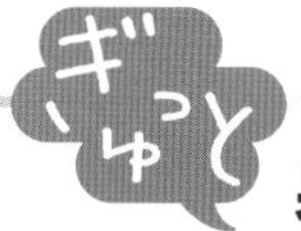


## 器機紹介

### 耳鼻咽喉科診察ユニット

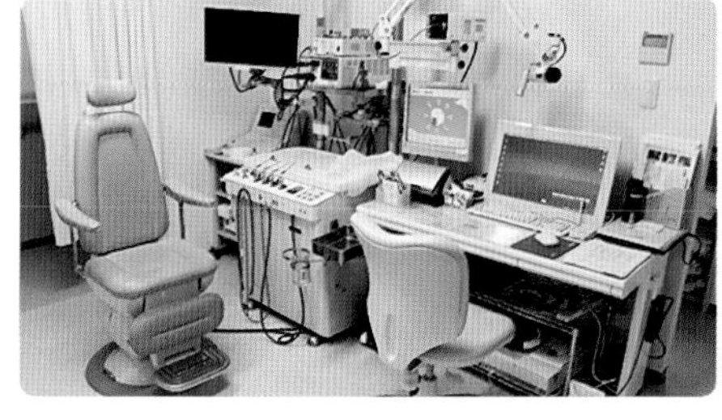

診察ユニット

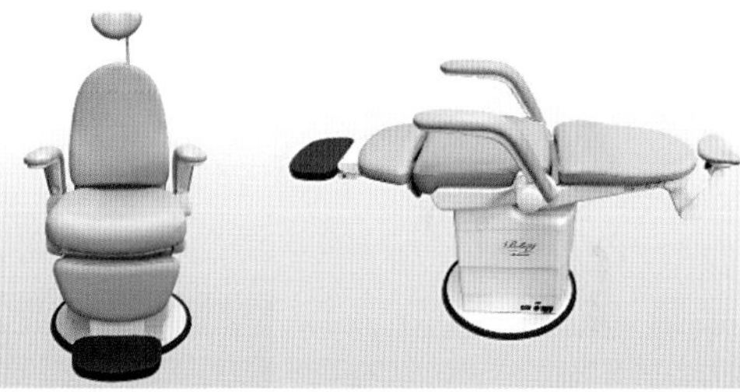

診察椅子

- 耳鼻咽喉科の診察には、診療ユニットが必要である。診察ユニットは、吸引管や薬剤噴霧器、光源、顕微鏡などを備えている。
- 患者が座る診察椅子は、高さや背もたれ、ヘッドレストの角度が変更できるように設計されており、これを調整して観察しやすい位置にしてから、診察をする。
- 患者には、診察椅子に真っ直ぐ、かつ深く座らせ、両足を足台に置くようにし、ヘッドレストに必ず頭を付けるよう指示する。頭が浮いた状態では安全な診療はできないからで、必要に応じて頭部をヘッドレストに付けたまま椅子を回旋する。

# 4 急性扁桃炎、扁桃周囲膿瘍

解剖 p.6 参照

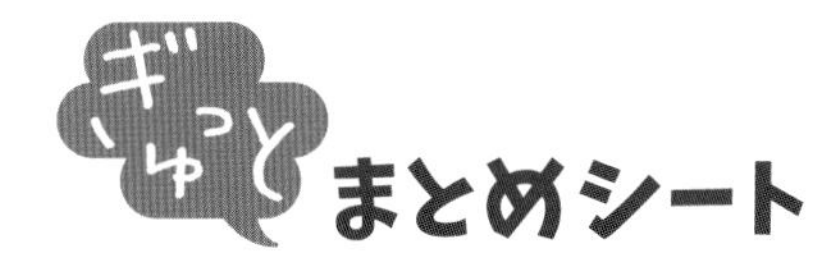


- 急性扁桃炎は、一般的に口蓋扁桃の急性炎症のことである。
- 成人では細菌性のものが多く、小児ではウイルス性のものが多い。
- 扁桃周囲炎や扁桃周囲膿瘍へ移行するものや､喉頭の浮腫を併発するものがある。
- 扁桃炎の急性増悪を反復する場合は、根治的に口蓋扁桃摘出術が行われる。

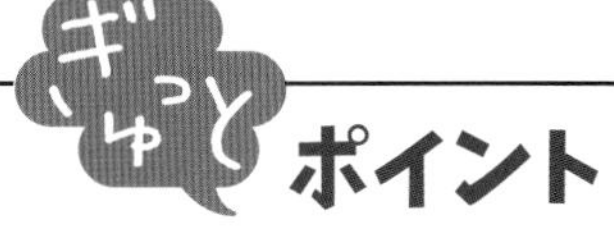


**症状**

- 発熱
- 倦怠感
- 咽頭痛
- 摂食困難
- 呼吸困難
- 頸部リンパ節腫脹

**診断・治療**

- 口蓋扁桃の発赤・腫脹、膿栓の付着
- 白血球、CRP、ASO上昇
- 抗菌薬投与
- 脱水予防に補液を行う

**看護**

- 抗菌薬や解熱鎮痛薬の使用
- 呼吸状態の管理（$SpO_2$ 値）
- 食事摂取量の確認
- 脱水症状の有無

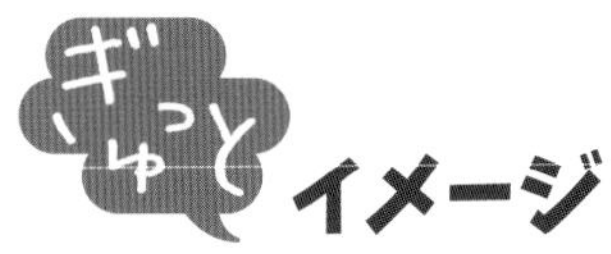


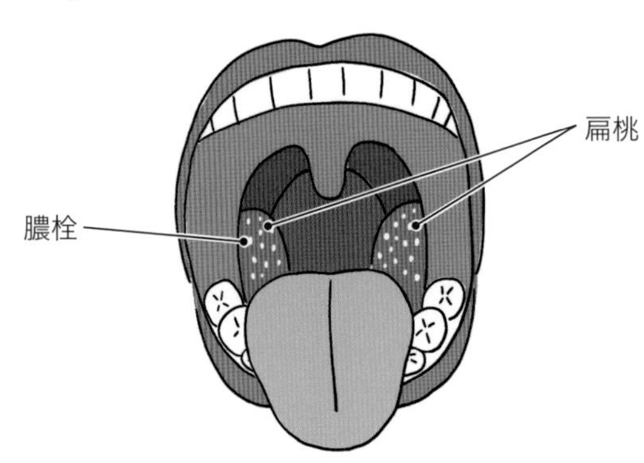

## 症状・所見

- 成人では溶血性レンサ球菌などの細菌性が多く、小児ではアデノウイルスなどのウイルス性炎症が多い。
- 発熱や咽頭痛を認める。咽頭痛が強い場合は、摂食が困難であり脱水状態となる。
- 頸部に圧痛のあるリンパ節腫脹を認める。
- 口蓋扁桃の周囲に炎症が波及した場合は、扁桃周囲炎や扁桃周囲膿瘍へ移行する。
- 扁桃周囲膿瘍に至った場合は、扁桃周囲が腫脹し、口蓋垂が健側へ偏移し、開口障害を呈する。喉頭の浮腫を併発することがある。

## 診断

- 舌圧子を用いた咽頭の観察で、口蓋扁桃の発赤・腫脹や膿栓の付着を認める。
- 経鼻内視鏡検査で、喉頭（披裂部や喉頭蓋）浮腫の有無を確認する。
- 咽頭所見に左右差がある場合は、造影 CT で膿瘍（ring enhancement を伴う低吸収域）の有無を確認する。
- 血液検査で、好中球有意の白血球上昇や CRP 上昇を認める。
- 溶血性レンサ球菌が原因の場合、血液検査で ASO *値の上昇することがある。

  * ASO：溶血性レンサ球菌が原因の感染症で上昇を示す血清抗体。感染後 1 週で上昇し、3～5 週でピークとなり、2～3 か月で戻るとされる。

- 脱水状態の場合は BUN 上昇や腎機能障害を認める。

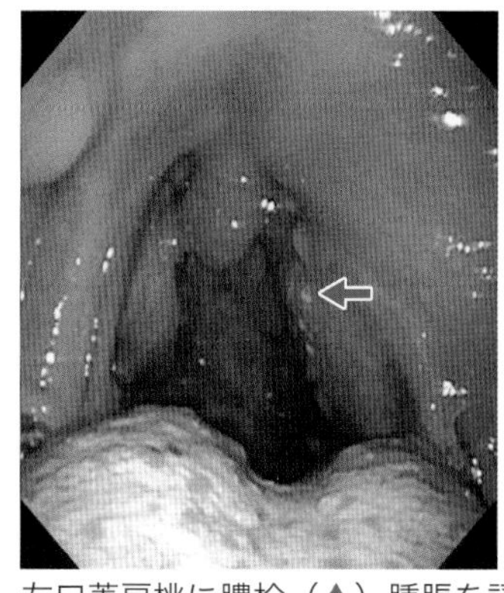

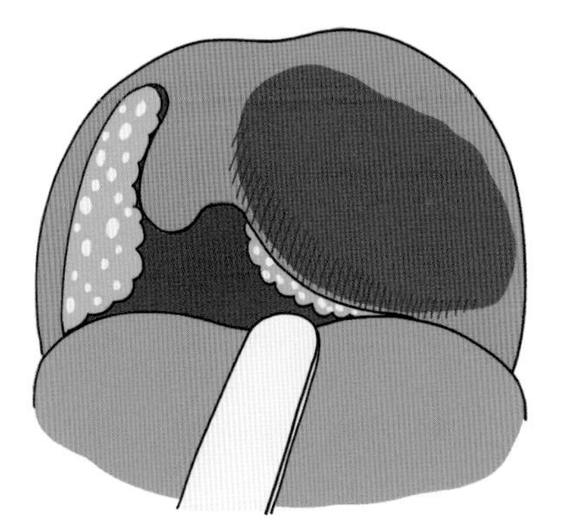

左口蓋扁桃に膿栓（↑）腫脹を認めた。

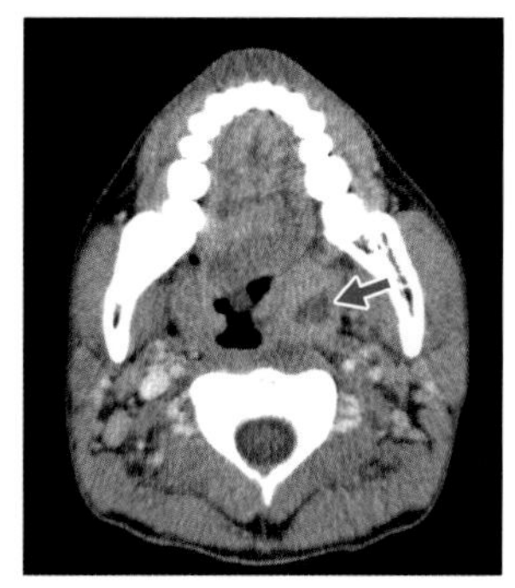

造影CTで扁桃周囲の膿瘍形成部位が低吸収域（↑）としてみられる。

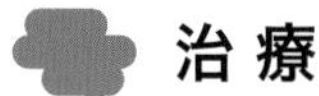

## 治療

- 抗菌薬投与と補液を行う。
- 経口摂取が可能であれば外来治療が可能であるが、摂食困難で脱水を認める場合は入院加療が必要となる。
- 扁桃周囲に膿瘍形成をきたしている場合は、膿瘍に対して穿刺もしくは切開排膿を行う。
- 喉頭浮腫が高度の場合は、気管切開術が必要になることがある。
- 扁桃炎の急性増悪を繰り返す場合（年4回以上）は、口蓋扁桃摘出術が行われる。

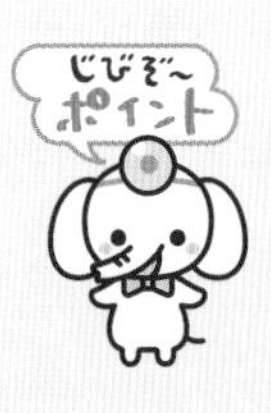


**口蓋扁桃摘出術**

- **全身麻酔下に口蓋扁桃を摘出する。**
- **一般的に創部を縫合しないため、疼痛や出血に注意する。**
- **喫煙、高度肥満、習慣性扁桃炎の既往などは口蓋扁桃摘出術の術後出血のリスクであり、術前に十分な評価が必要である。**

### 思春期世代の急性扁桃炎

- ☑ EBウイルス感染による伝染性単核球症の1症状としてみられる。その場合は、血液検査でリンパ球の増加、異型リンパ球の出現、肝酵素の上昇がみられることが特徴である。
- ☑ 後頸部のリンパ節が腫脹することが多い。
- ☑ 腹部エコーで肝臓・脾臓の腫大がみられることもある。
- ☑ ペニシリン系抗菌薬は皮疹を誘発することがあり禁忌である。

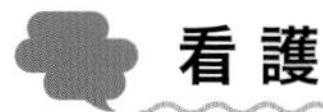

## 看護

### 呼吸管理

- 喉頭浮腫を伴う場合は、気道リスクがあるため注意が必要である。$SpO_2$ 値の観察を行い、呼吸困難感の有無の確認を行う。

### コミュニケーション

- 発声が困難となる場合は、筆談にてコミュニケーションが取れるように準備する。またクローズドクエスチョンで答えられるようなコミュニケーションをとる。

### 入院生活の援助

- 発熱、咽頭痛に対して適宜、解熱鎮痛薬を使用する。
- 嚥下時痛、開口障害から摂食障害が起こるため食事摂取量の確認、脱水症状の有無の観察を行い、患者が食べやすい食事形態を提供する。

### 膿瘍切開の介助を行う

- 膿瘍に対して穿刺もしくは切開排膿を行う場合は、患者への説明、不安の傾聴を行うとともに、気分不良の有無、顔面蒼白の有無などの、迷走神経反射症状を観察しながら処置介助を行う。
- 切開排膿後はタンポンガーゼを挿入することがあるため、タンポンガーゼの脱落や誤嚥に注意し観察する。
- 喀痰に血液が混ざることがある。**喀痰は飲み込まずに吐き出し**てもらうように指導する。

### 口蓋扁桃摘出術後

- 手術前に扁桃に炎症があると手術ができないため、感染予防の指導を行う。
- 創部からの出血の有無や呼吸困難の有無を観察する。出血時は医師に連絡し、血液を飲み込まないように**体位の調整**や、**吐き出してもらう**ようにする。術後 5～7 日目には創部のかさぶたが外れやすく出血するリスクがあるため注意する。退院後は、血流の良くなる入浴や運動は控え、**ぬるま湯やシャワー浴**を行うように伝える。
- 術後の疼痛によって食事量の減少が起こる可能性があり、適宜鎮痛薬を使用する。
- 食事は**流動食から開始**し、創部の状態をみて食事形態をアップする。柑橘系は創部への刺激になるため避ける。スナック菓子や固い食べ物、ソフトキャンディ、パンは創部のかさぶたを剥がす可能性があるため避けるように伝える。
- 退院後は**次回受診日まで激しい運動は控え**、出血時は病院に連絡するように伝える。

# 5 睡眠時無呼吸症候群

解剖 p.6・7 参照

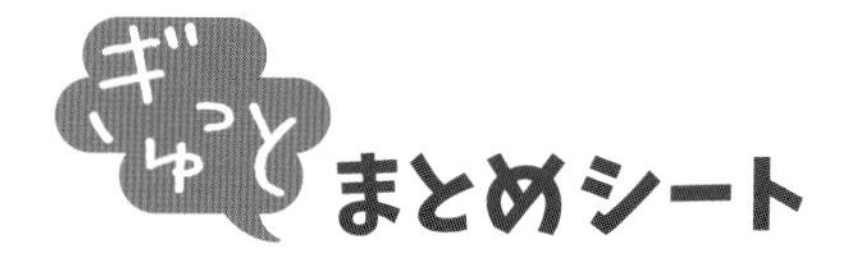


- 睡眠時のいびきや無呼吸によって、睡眠の質が低下する。
- 生活習慣病の原因となるため、予防医療として治療介入する。
- 耳鼻科領域に気道閉塞の原因所見がある場合には、投薬や手術治療を行う。

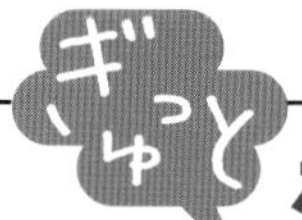


## ポイント

**症状**

- いびき
- 睡眠中の無呼吸
- 熟睡感の欠如
- 日中の眠気
- 疲労感
- 集中力の低下

**診断・治療**

- 口腔内・鼻内観察
- 睡眠時検査（簡易モニター、ポリソムノグラフィー）
- 生活習慣の改善

**看護**

- 日中の傾眠、集中力の低下の有無
- 入眠中の体位調整
- 術後出血への指導

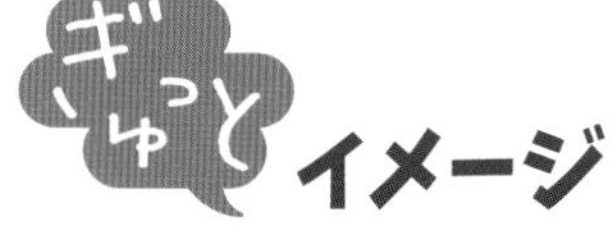


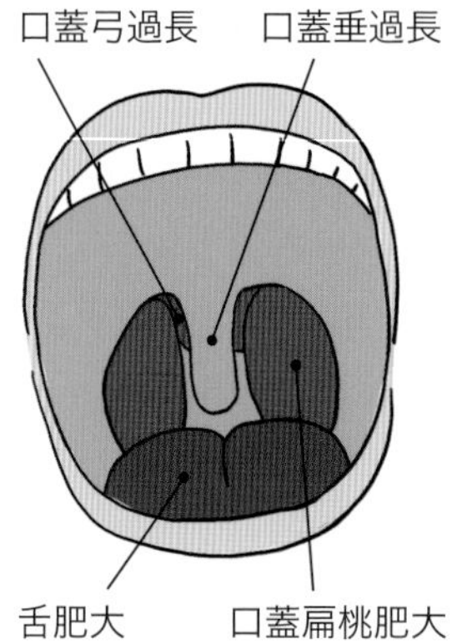


**無呼吸を起こしやすい口腔**

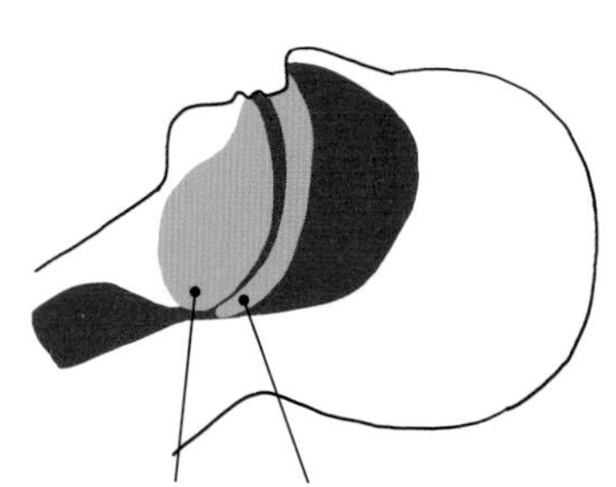


**舌根沈下・口蓋垂過長**

## 症状・所見

- いびき、睡眠中の無呼吸、日中の眠気や熟睡感の欠如が出現する。
- 睡眠不足に伴い、疲労感や集中力の低下をきたす。
- 小児の場合、吸気時に胸郭の陥凹変形がみられたり、多動や攻撃的行動や、成長の遅れに関与することがある。
- 長い経過とともに高血圧、糖尿病、脳梗塞、狭心症や心筋梗塞などを合併症として起こす可能性が高くなるため、予防医療としての治療介入が必要となる。

## 診断

- 口腔内を観察し、口蓋扁桃肥大、軟口蓋低位や口蓋垂過長などを評価する。
- アデノイド肥大や、鼻腔内の確認には経鼻内視鏡検査が有用である。

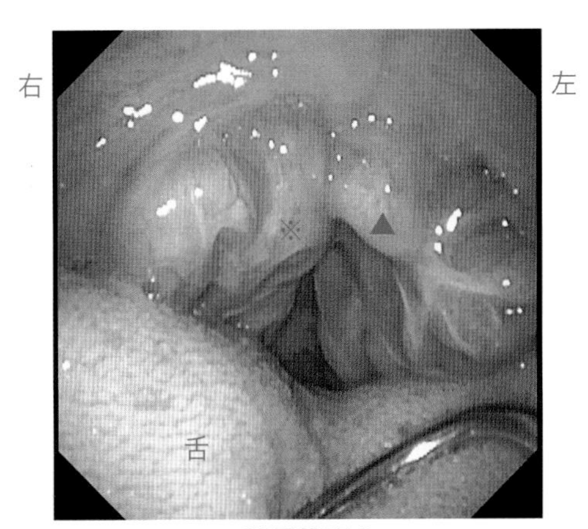


**口蓋扁桃肥大**

※口蓋扁桃
▲口蓋垂

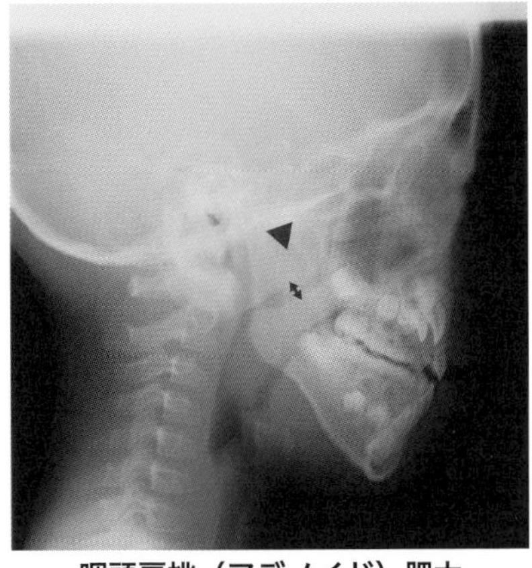

**咽頭扁桃（アデノイド）肥大**

咽頭扁桃（▼）肥大による気道の狭小化がみられる。

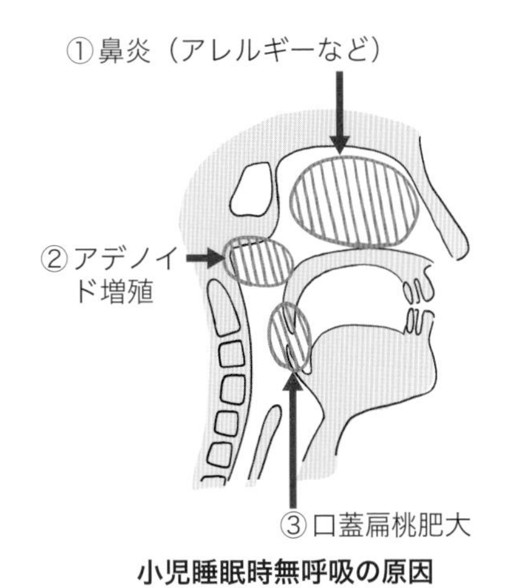


**小児睡眠時無呼吸の原因**

- 自宅で行う施設外睡眠検査（簡易モニター）や、入院して行う終夜睡眠ポリグラフ（ポリソムノグラフィー：PSG）で**睡眠1時間当たりの無呼吸低呼吸回数（AHI）**を評価する。

**重症度**

| | 成人 | 小児 |
|---|---|---|
| **軽症** | 5 ≦ AHI < 15 | 1 ≦ AHI < 5 |
| **中等症** | 15 ≦ AHI < 30 | 5 ≦ AHI < 10 |
| **重症** | 30 ≦ AHI | 10 ≦ AHI |

## 治 療

- **生活習慣の改善**：減量、睡眠体位（寝具の調整）、減酒など
- 口腔内装置による治療（中等症以下に適応）：**マウスピース**を装着し、舌や下顎を前方に引き出して、睡眠時の気道を広げる。
- 手術により閉塞の原因を解除できる場合は、**口蓋扁桃摘出術**や**アデノイド切除術**、鼻中隔矯正術や内視鏡下鼻内手術などが適応となる。
- アレルギー性鼻炎による鼻閉が強い場合は、投薬治療も重要となる。
- 重症例では、**CPAP療法**（持続陽圧呼吸療法）を行う。

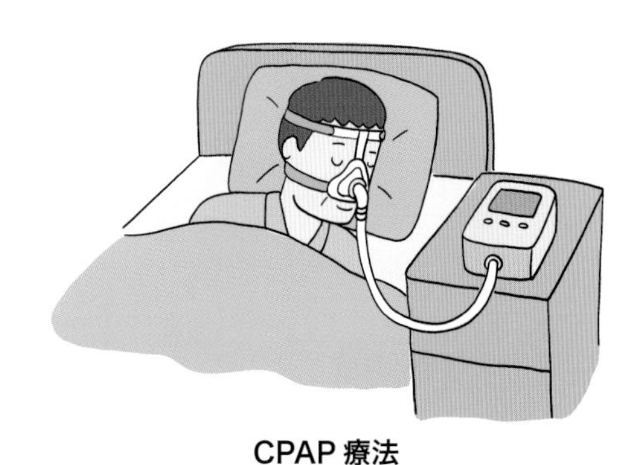

**CPAP療法**

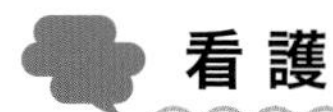

## 看護

### 睡眠時無呼吸の看護

- 日常生活の観察点：夜間の睡眠が十分でないため、日中の傾眠、集中力の低下が起こる。夜間に入眠できるように側臥位やギャッチアップを促すなどの体位の調整を行う。
- 入院時は、いびきにより同室者が入眠できないことがあるため、**他患者への配慮**を行う。

### アデノイド切除術の看護

- 手術直後は術後出血に注意し観察を行う。出血した場合は血液を飲み込まないように**体位の調整**や**血液を吐き出してもらう**ようにする。飲み込んだ場合は嘔気や悪心に注意する。
- 耳管を通じて出血が中耳へ貯留することがある。鼓膜が黒く観察される**血鼓室**の状態であり、耳閉感を自覚するため、耳症状の変化にも注意が必要である。

### 口蓋扁桃摘出術の看護

- 口蓋扁桃摘出術後 (p.93) 参照。
- 扁桃肥大が高度の場合、鼻咽腔の閉鎖が一時的に悪くなるので、閉鼻声を生じたり、術後に食事が鼻へ逆流することがある。

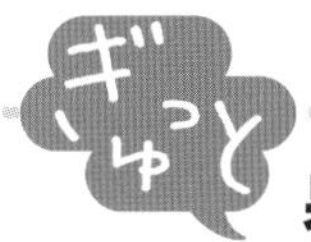


## 器機紹介

### 口腔内の診察で使用する器具

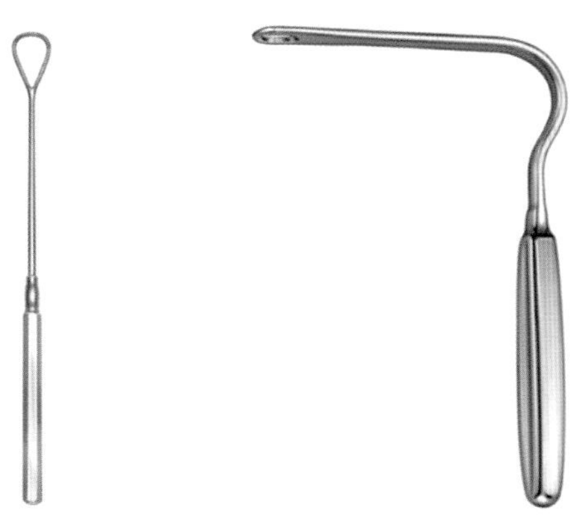

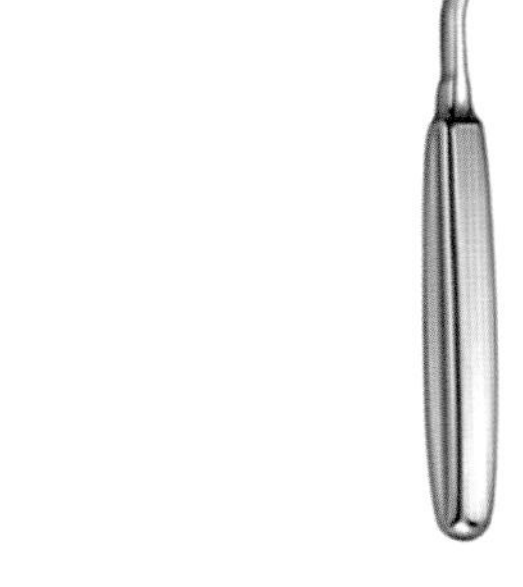

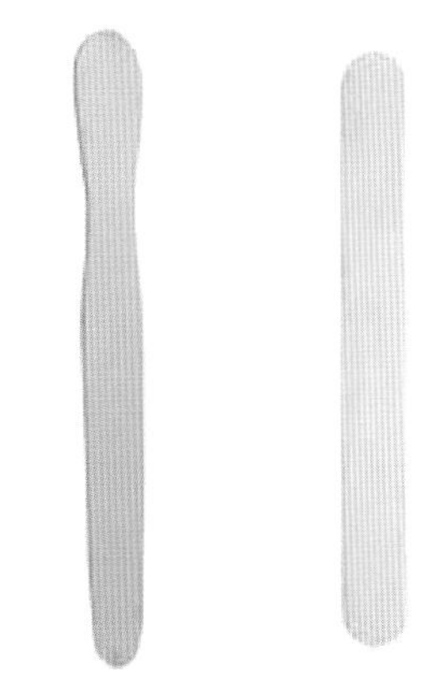

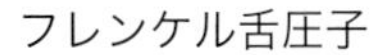
フレンケル舌圧子

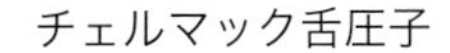
チェルマック舌圧子

その他の舌圧子

- 舌圧子は舌を押さえたり、左右によけたり、頬部をよけて歯肉部を観察したりするために使用する。
- フレンケル型は、特に舌を強く抑えるのに使用する。

# 6 深頸部膿瘍

解剖 p.10 参照

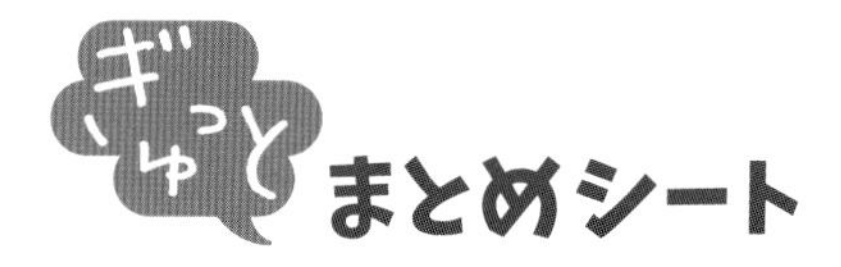

## ぎゅっと まとめシート

- ☑ 上気道感染や歯性感染などをきっかけに頸部に膿瘍形成をきたしたもの。
- ☑ 視診による確認が困難な場合は画像診断が必要となる。
- ☑ 重症感染症であり、早期診断、対応が必要である。

## ぎゅっと ポイント

**症状**

- 頸部腫脹
- 頸部皮膚発赤
- 疼痛
- 高熱
- 呼吸困難
- 嚥下困難

**診断・治療**

- 視診
- 経鼻内視鏡検査
- 頸部造影 CT
- 抗菌薬点滴治療
- 切開排膿術

**看護**

- ドレナージ時の観察
- 頸部腫脹・発赤の観察
- 呼吸状態の観察
- 疼痛コントロール

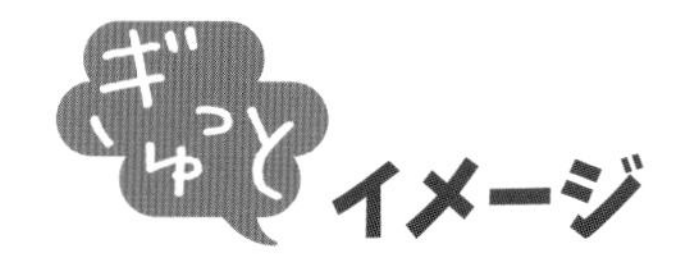

## ぎゅっと イメージ

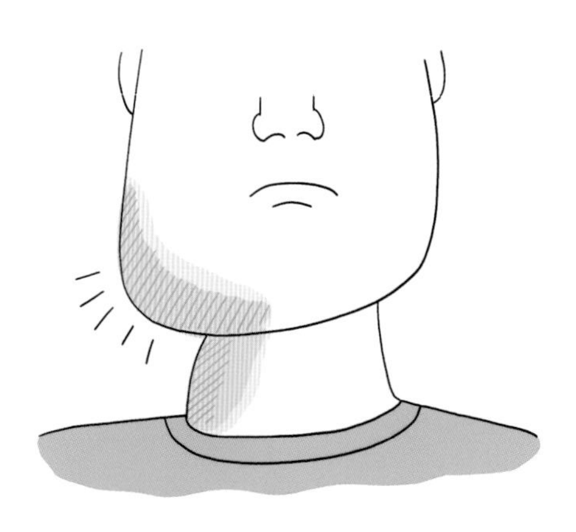

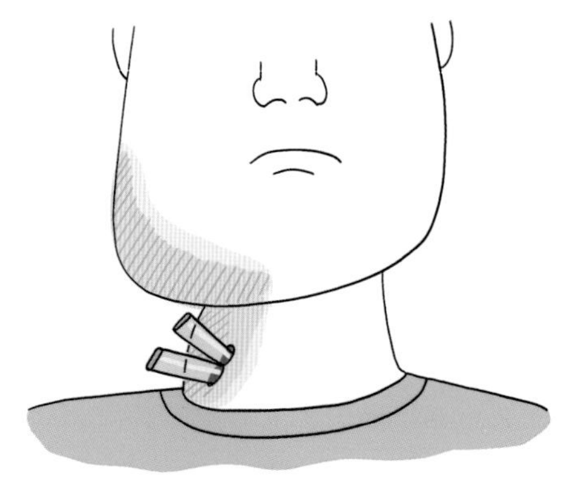

## 症状・所見

- 頸部の間隙に膿瘍が形成された状態で、**重症感染症**である。
- 扁桃炎などの上気道感染や歯性感染を契機に、頸部蜂窩織炎をきたし、膿瘍形成を呈する。
- 糖尿病などの易感染性、免疫能低下がある場合に、重症化しやすい。
- 頸部腫脹・頸部皮膚発赤、疼痛、高熱、呼吸困難、嚥下困難などの症状を認める。
- 縦隔への波及（降下性壊死性縦隔炎）や、大血管の破裂、敗血症などの致死的経過をとる可能性があるため、**早急な対応が必要**となる。

## 診断

- **頸部造影 CT** で深頸部に膿瘍形成が確認できれば確定診断となる。
- 縦隔炎の併発を確認するために、胸部も同時に撮影する。
- 喉頭浮腫を伴うことも多く、頸部内視鏡検査で喉頭を観察する。
- 血液検査で、左方移動を伴う白血球上昇と CRP 上昇を認める。
- 細菌培養検査と血液培養検査で起因菌の検索を行う。

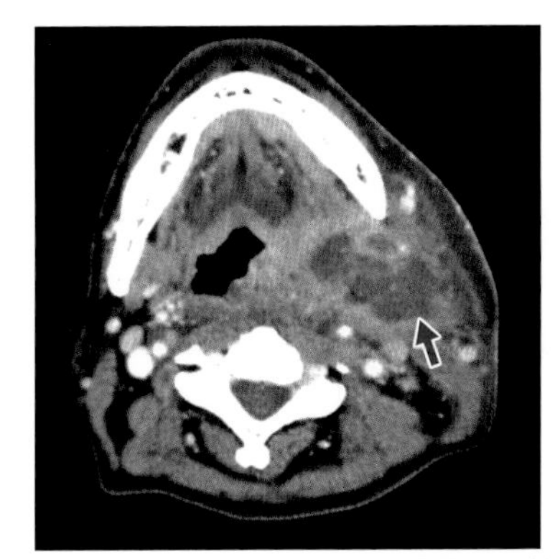
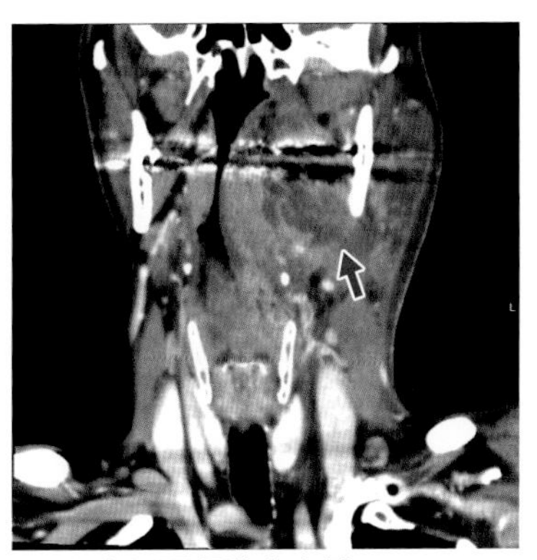

**左下 8 番歯の感染を契機とした左深頸部膿瘍症例**
造影 CT で下顎骨周囲に低吸収域（↑）を認め、膿瘍形成を認める。

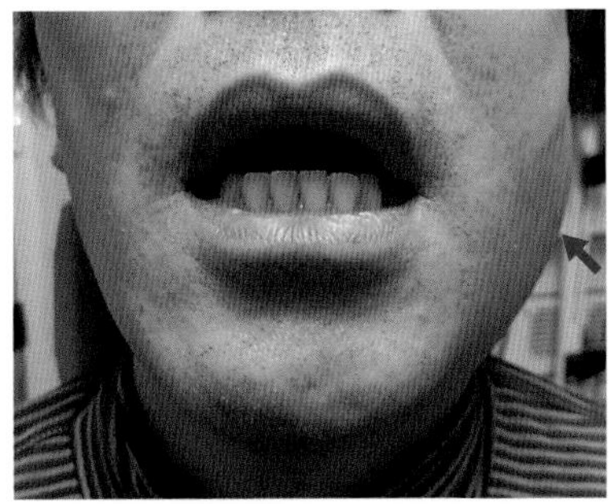

開口は 1.5 横指程度に障害されており、左顔面に腫脹（↑）を認めた。

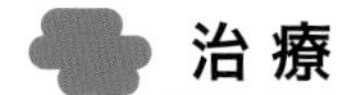

## 治療

- 軽症例では保存的に治療可能な症例もあるが、深頸部に膿瘍形成をしている場合は、**外切開による排膿が原則**となる。
- 切開排膿後は、膿瘍のあった間隙に**ペンローズドレーンを留置し、洗浄処置を継続**する。
- 起因菌は口腔内常在菌が多いが、培養検査で起因菌が同定されるまでは、広域な抗菌薬（カルバペネム系抗菌薬など）選択を行う。

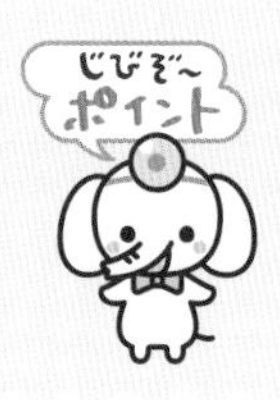


**皮下気腫**

- **ガス産生菌などの感染で皮下気腫をきたしている場合は、触診で頸部の握雪感（あくせつかん）を認める。**

### 降下性壊死性縦隔炎

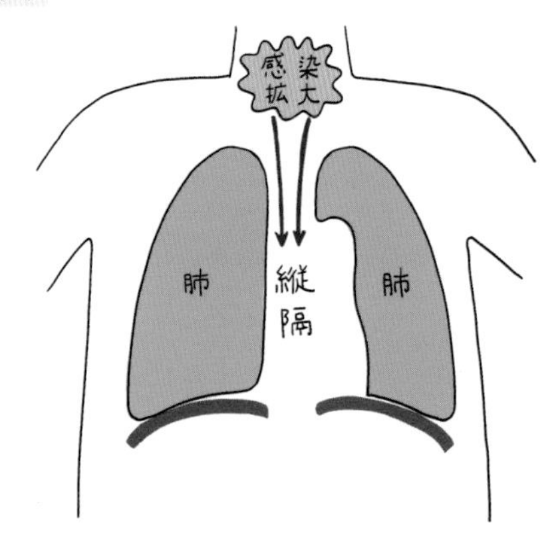


- ☑ 降下性壊死性縦隔炎とは、う歯や口腔内、咽頭が感染源となって、深頸部に膿瘍を形成し、その感染症が筋膜間隙や気管周囲間隙に沿って降下し、肺の間（縦隔）へ進展する非常に重篤かつ難治性の感染症である。
- ☑ 30 日以内の死亡率は 1～6.8％と報告され、致死率の高い疾患である。
- ☑ 耳鼻咽喉科・頭頸部外科と呼吸器外科で緊急的に切開排膿術が必要である。

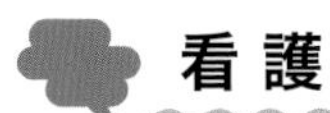

## 看護

### 呼吸状態に注意

- 喉頭浮腫による気道狭窄を起こすことがある。呼吸困難や喘鳴・狭窄音の観察や $SpO_2$ のモニタリングを行うなど呼吸状態に注意する。患者にも症状出現時はすぐに報告するよう指導する。
- 症状出現時、程度によっては気管切開術が必要となることもある。すみやかに医師へ報告する。

### 疼痛コントロール

- 咽頭痛や嚥下時痛が出現することがある。医師の指示にて鎮痛薬の投与を行い、疼痛コントロールを行う。
- 食事摂取をしている場合は、食事時に疼痛が増強することもあり、食事開始前に鎮痛薬を投与することもある。
- 鎮痛薬を使用する場合には、薬剤によっては解熱作用もあるため、薬剤使用前に体温を測るなどの工夫も必要である。

### 外切開による排膿

- ドレーンより排膿や洗浄が行われる。開放式のドレーンが留置されるため、創部のガーゼ汚染に注意する。
- ドレーンの脱落や迷入がないか、排液量や性状、臭気を観察する。汚染が多い場合には適宜交換が必要となる。

# 7 急性喉頭蓋炎

解剖 p.7 参照

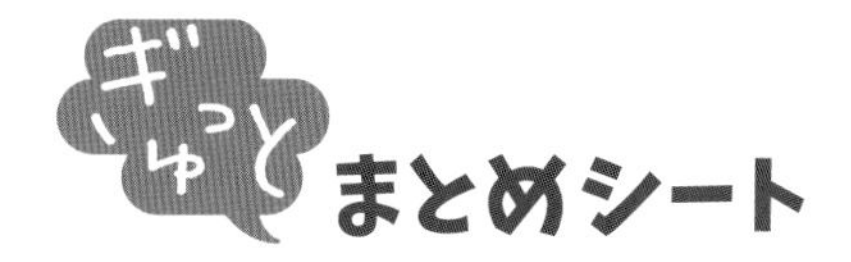


## まとめシート

- 喉頭蓋の急激な腫脹が起こり、急激に増悪し、上気道狭窄を引き起こし窒息につながる可能性のある緊急性の高い疾患である。
- 疼痛や嚥下困難などの症状は強いが、口からの視診上の所見（咽頭の発赤や腫脹）は軽度である。
- 急性喉頭蓋炎は、主に細菌感染が原因であり、インフルエンザ桿菌が最も多い。

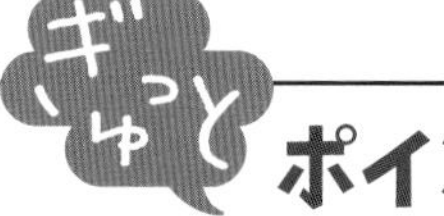


## ポイント

**症状・所見**
- 発熱
- 嚥下時痛
- ふくみ声
- 流延（りゅうえん）（よだれ）（唾液を飲み込めない）
- 呼吸困難（症状進行時）

**治療**
- ステロイド剤の点滴
- 抗菌薬の点滴
- 補液

**看護**
- $SpO_2$ 値
- 自覚症状の変化確認（特に呼吸状態と声）
- 仰臥位になれるか
- 血液データの把握
- In Out 確認
- 緊急気管切開の準備

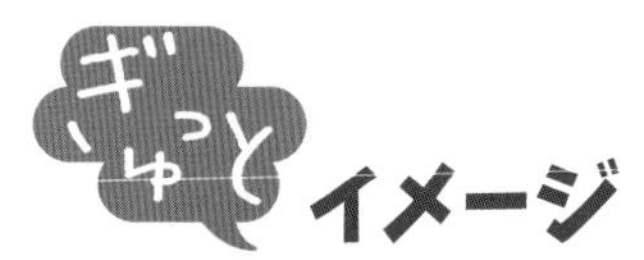


## イメージ

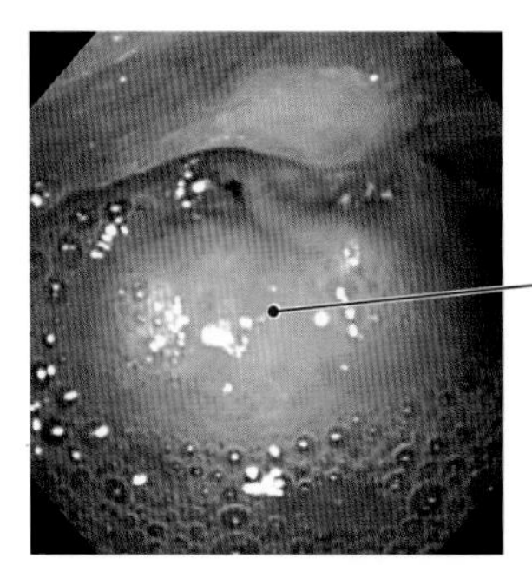


急性喉頭蓋炎（重症）➡ 緊急気管切開施行例

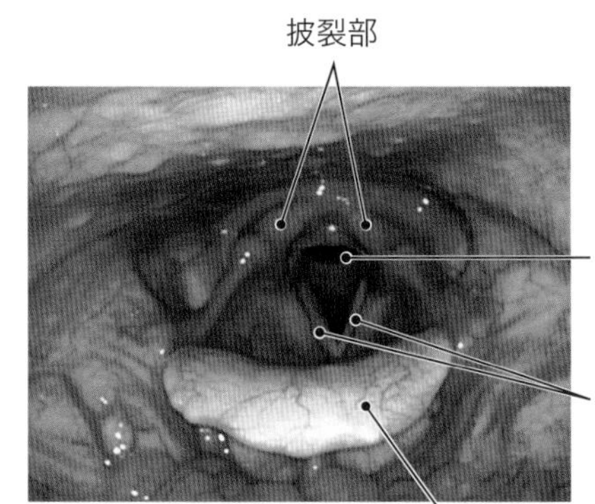


正常喉頭

## 症状・所見

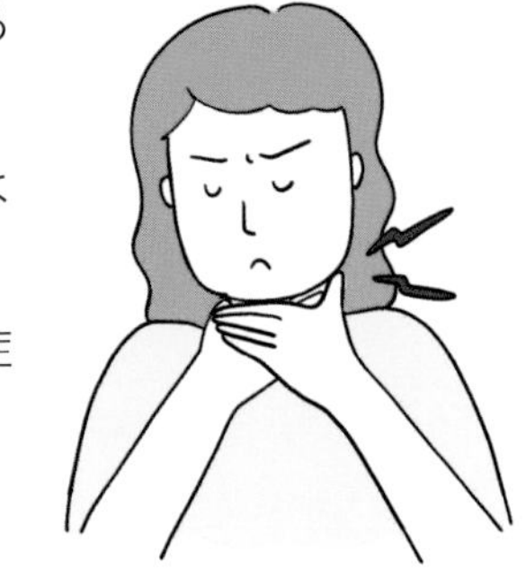

- 喉頭蓋の急激な腫脹により、**発熱**や**嚥下時痛**から始まり、上気道が狭窄し、進行すればふ**くみ声**を呈し、**呼吸困難**を生じる。急激に悪化すると窒息する可能性のある**緊急性の高い疾患**である。
- 耳への放散痛を訴えることもある。また、摂食困難により、脱水の症状に注意する。
- **24時間以内の急速な症状増悪**時や、短時間内における症状の急激な悪化時には特に注意する。

## 診断

- **経鼻内視鏡検査で容易に診断できる。**
- **口からの視診上の所見は軽微**であることが多いが、自覚症状（嚥下時痛や呼吸症状など）が強いという特徴がある。
- 経鼻内視鏡検査において、**喉頭蓋や披裂部が浮腫状に腫脹**する。さらに進行すると気道が狭窄する。
- 経鼻内視鏡検査ができない場合は、頸部側面X線検査やCT検査で気道狭窄の有無などを診る。
- 血液検査で炎症の所見を確認する。

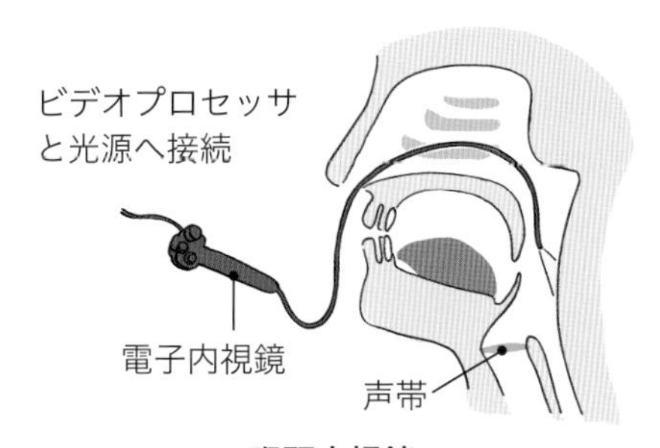


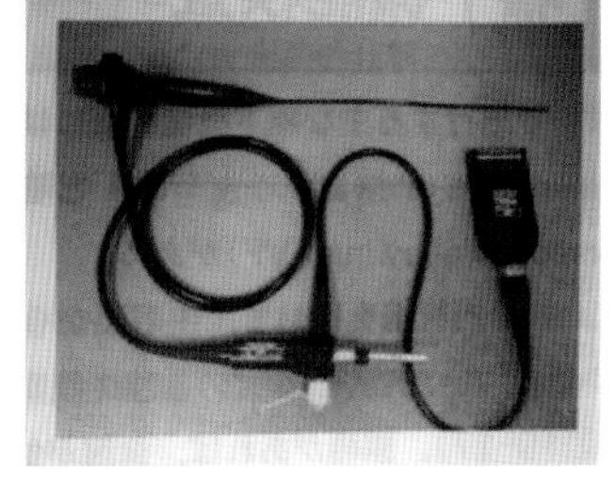

喉頭内視鏡

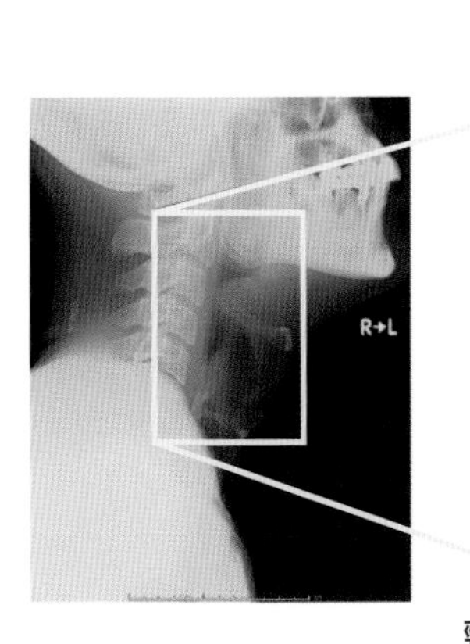


頸部側面X線像

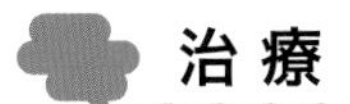

## 治療

- 治療の柱は、抗菌薬とステロイドの点滴投与による**炎症のコントロール**と**気道管理**である。
- 基本的には、入院下での治療が望ましい。
- 喘鳴やチアノーゼは、緊急気道確保（**気管切開**）の適応となる。症状が増悪すれば、気道確保は難しく、窒息のリスクが上昇することもあり、予防的に気管切開を行うこともある。
- 喉頭蓋の腫脹により仰臥位になれないことが多いため、気管挿管が難しくなることがある。

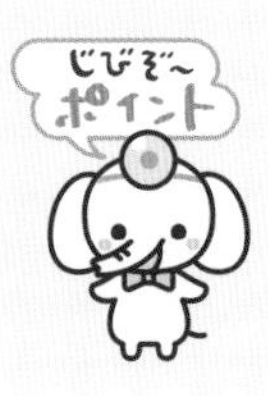


**リスクが高い患者の特徴**

- **発症から 24 時間以内は要注意**（特に症状が急速に増悪している場合）
- **喉頭蓋と披裂部の腫脹が高度**（経鼻内視鏡所見など）

### 気管切開の可能性のあるハイリスク症例

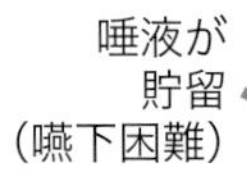

- ☑ 咽頭痛発症から受診までの期間が短い（24 時間以内）
- ☑ 喉頭蓋と披裂部の腫脹が高度（声帯が半分以上観察できない）
- ☑ 呼吸困難の症状がある
- ☑ ふくみ声や喘鳴の所見がある

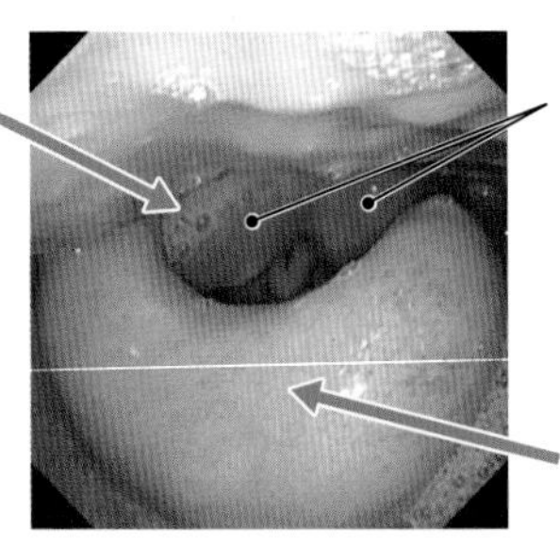


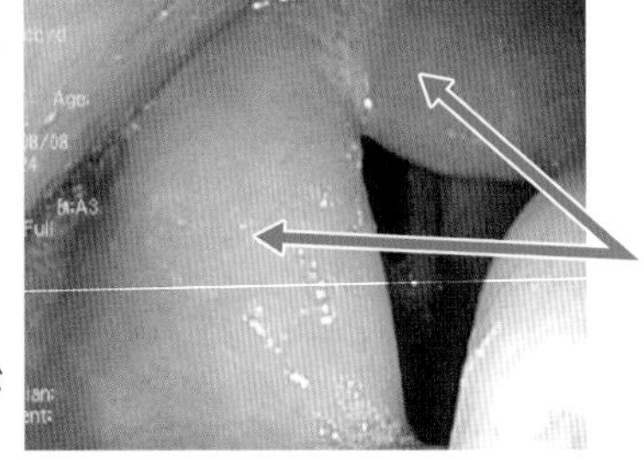


**急性喉頭蓋炎（中等症）の喉頭所見**

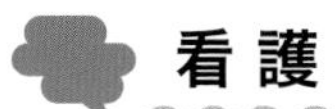

## 看護

### 呼吸状態はしっかり観察

- $SpO_2$ モニターの数値だけではなく、喘鳴、ふくみ声など**呼吸状態の変化**に常に注意して観察する。
- 呼吸困難が出現しているときは、仰臥位になれないので、**体位の確認**（側臥位になっていないか）も行う。
- 咽喉頭違和感や疼痛など自覚症状が急速に増悪している場合は、腫脹が増悪している可能性がある。すぐに医師の診察を依頼する。特に24時間以内に発症した症例は要注意。時系列で症状把握することが大切である。入院後は、**早急に抗菌薬とステロイド剤の点滴を投与**する。

### 気管切開の準備

- 呼吸困難の出現後に気管切開の準備を行っていると間に合わない。
- 入院した時点で、気管切開の可能性を考え、気管切開術の説明や手術同意書の承諾、気管切開による一時的な失声や吸引の必要性などオリエンテーションを事前に行っておくとよい。
- 気管切開の可能性が少しでもあるときには、すぐに手術が施行できるように、絶飲食の管理を行うことも大切である。
- 呼吸が苦しいときには、安静を保つことができないので、安全を確保する。

### 再発を起こさないための退院指導

- 飲酒や喫煙で再発を起こしやすくなる。再発のリスクを説明し、控えてもらう。
- 抗菌薬の内服が退院後も続く場合は、症状改善とともに中止せず、飲み切るように説明する。

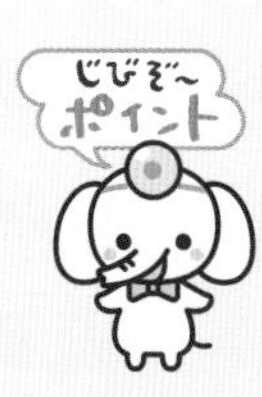


**$SpO_2$ モニターの注意事項**

- 肺炎など肺に異常がなく、上気道が狭窄しかけていても、容易には $SpO_2$ 値の低下はしない。
- したがって、$SpO_2$ 値が低下したときには窒息が起きかけていると考えてもよい。

# 8 声帯ポリープ、ポリープ様声帯

解剖 p.9 参照

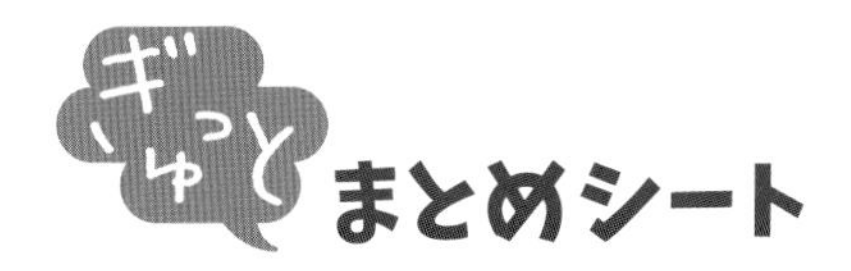


- ☑ 声帯ポリープは声帯の血管の破綻による血豆（ちまめ）、ポリープ様声帯は声帯全体の浮腫である。
- ☑ 治療の柱は保存的治療（声の安静、禁煙、音声リハビリ）である。
- ☑ 保存的治療に抵抗性の場合は、顕微鏡下喉頭微細手術を行う。
- ☑ 術後は沈黙療法で声帯の安静を図る、生活習慣の改善を指導する。

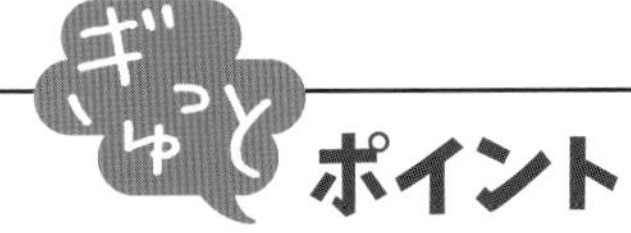


**症状・所見**

- 粗造性嗄声（ガラガラ声）
- 気息性嗄声（病変が大きい場合、息漏れ声）
- 経鼻内視鏡で診断は容易
- ストロボスコピーで声帯病変の硬さを確認

**治療**

- 声の衛生指導（沈黙、声の安静、保湿）
- 言語聴覚士による音声指導
- 手術（顕微鏡下喉頭微細手術）

**看護**

- 術後沈黙療法
- 咳払いを控える
- 術後の禁煙指導

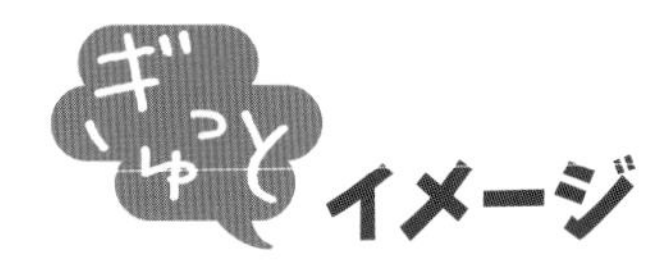


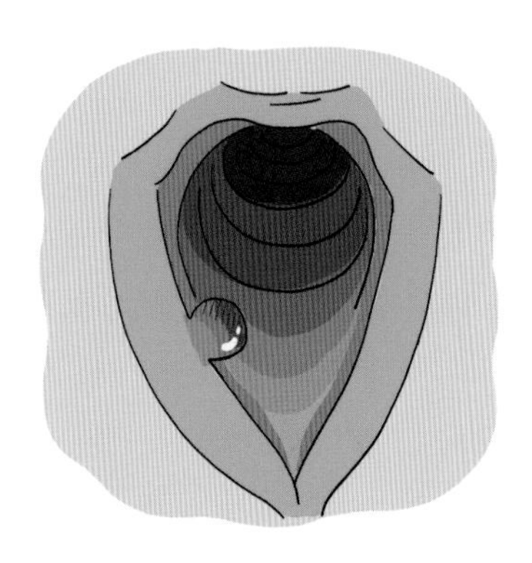

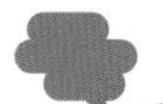

## 症状・所見

- 嗄声を主訴に来院する。
- 基本的に、呼吸や嚥下に問題は生じない。

## 診断

- 経鼻内視鏡検査や間接喉頭鏡で容易に診断可能である。
- ストロボスコピーでは、声帯の波動を観察し、病変の硬さを確認する。

**主な声帯疾患とその特徴**

| 声帯疾患 | 特徴 |
|---|---|
| 声帯ポリープ | 症状：粗造性嗄声（ガラガラ声）<br>所見：右声帯に赤色のポリープを認める。<br>原因：声の酷使、感染などによる声帯の血管の破綻。喫煙<br>治療：声の安静、禁煙、音声治療、喉頭微細手術 |
| ポリープ様声帯 | 症状：粗造性嗄声。声帯ポリープよりもひどい嗄声。病悩期間は長いことが多い。<br>所見：両声帯が浮腫状に腫脹し、接している。<br>原因：喫煙、声の酷使。<br>特徴：女性に多い。<br>治療：禁煙、喉頭微細手術（病変が高度で呼吸困難感がある場合） |
| 声帯嚢胞 | 症状：粗造性嗄声。良くなったり、悪くなったりする。<br>所見：右声帯の粘膜下に嚢胞病変を認める。<br>原因：不明<br>特徴：声帯ポリープよりも音声障害が著しい。<br>治療：喉頭微細手術（保存的に改善が困難なことが多い） |
| 喉頭肉芽腫 | 症状：喉の違和感、高度な病変では嗄声<br>所見：両側声帯の後方（右＞左）の隆起性病変<br>原因：胃食道逆流、気管挿管（全身麻酔後）<br>治療：薬物治療〔PPI（胃食道逆流症の治療）、ステロイド吸入など〕<br>生活指導（食後にすぐ横にならない、満腹まで食べない、炭酸飲料を避けるなど） |
| 声帯結節症 | 症状：嗄声<br>所見：声帯遊離縁に白色の結節を認める。<br>原因：声の酷使<br>特徴：歌手、教師、保育士などの声を酷使する職業に多い。小児でも生じる。<br>治療：音声リハビリ。小児では成長とともに改善することが多い。 |

### 主な声の検査

- **GRBAS尺度**（聴覚心理的評価）：声の客観的な評価を行う。
  G（総合評価）　R（粗造性）　B（気息性）　A（無力性）　S（努力性）
  の5項目について、0点（正常）から3点（高度異常）までの4段階で評価する。
  （例）G3R1B3A1S2など
- **Voice Handicap Index**（VHI）：患者の自覚症状を30項目のアンケート形式による質問紙
- **最長発声持続時間**（MPT）：大きく息を吸って、「あー」と声を出し、持続する時間を測定する。正常は男性15秒以上、女性10秒以上。
- 音響分析：音響学の技術を用いて、周波数やゆらぎの程度など声を分析する。

## 治 療

- 声帯病変の治療は、まず保存的治療である**声の安静**と**声の衛生**指導、そして**禁煙**である。
- 喉頭肉芽腫は薬物治療〔PPI（プロトンポンプ阻害薬）、ステロイド吸入〕、声帯結節症は音声治療が中心となる。
- 保存的治療で改善がなければ、**喉頭微細手術**で病変を除去する。
- 術後は、創部の安静のために、**沈黙療法（声の安静）**、**保湿**が重要である。

### 音声指導、音声治療

- 声の出る仕組みを患者に理解させる。
- 声の安静、禁煙指導、腹式呼吸、あくびため息法、喉頭マッサージ、Vocal Function Exercise（包括的音声治療法）など

### 喉頭微細手術

- 全身麻酔をかけた後、頭側より**喉頭直達鏡**という金属の筒を口から挿入する。
- 声帯は成人男性で約2cm、女性で約1.5cmであるため、顕微鏡を用いて病変を観察する。
- 喉頭用の細長い鉗子を用いて、病変を除去する。創部は縫合せず、圧迫止血する。

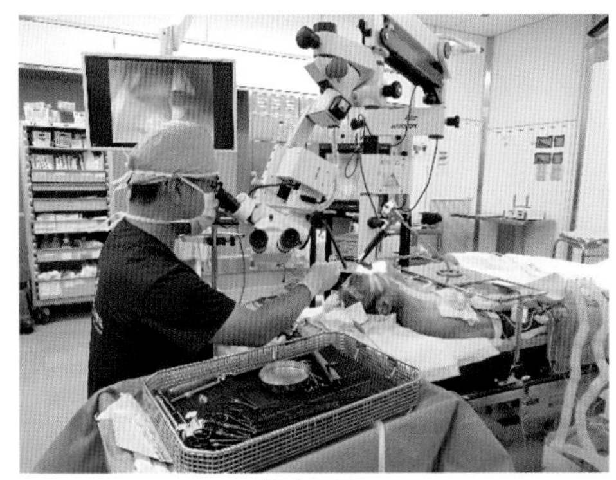
術中写真

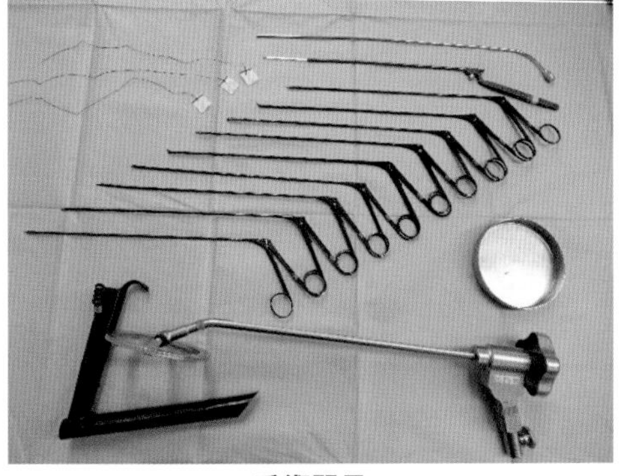
手術器具

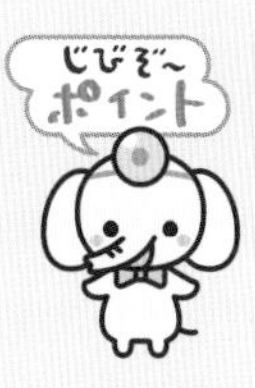


**術後合併症**

- 術中に直達鏡を用いて無理な体勢を強いるため、術後に歯の損傷やぐらつき、舌のしびれや味覚障害などを訴える場合がある。
- 予防として、プロテーゼ（歯のカバー）を作成し、術中に装着することで歯を保護する。

## 看護

### 術後沈黙療法

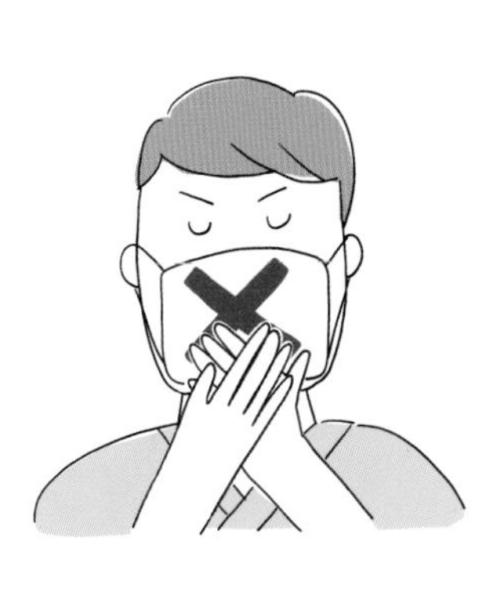

- 術後は創部の安静のために1週間程度の**沈黙療法（全く声を出さない）**が必要である。
- 沈黙療法中は患者がyes/noで答えられるよう**クローズドクエスチョン**を心掛ける。
- 沈黙を守るため、メモ帳などを準備してもらう。
- 沈黙療法中は、ささやき声も創部に良くないため、術前からオリエンテーションを行い、術後の注意点を指導しておく。

### 声の衛生指導（再発予防）

- 退院後も声の出しすぎには注意する。
- 喉への刺激を減らすためにアルコールやコーヒー（カフェイン）を控える。また、禁煙の継続も指導する。
- 水分補給やマスクをして喉の保湿に心がける。

# 9 声帯麻痺、反回神経麻痺

解剖 p.9 参照

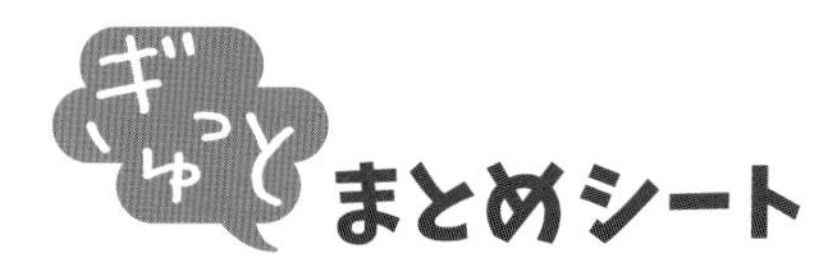


- 声帯運動をつかさどる迷走神経もしくは反回神経が障害されて、嗄声を生じる。
- 原因は、頭頸部癌、甲状腺癌、食道癌、肺癌、大動脈瘤、脳腫瘍などがある。
- 一側性の場合は、嗄声の症状が強ければ、音声改善手術を考慮する。
- 両側性の場合は、呼吸困難があれば、緊急で気管切開術を考慮する。

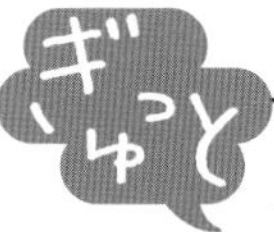


## ポイント

**症状・所見**

- 一側では気息性嗄声
- 両側では呼吸困難感

**治療**

- まずは原因疾患の検索
- 音声治療
- 手術
  一側性：喉頭形成術、声帯内注入術
  両側性：気管切開、アイネル法、披裂軟骨切除

**看護**

- 呼吸状態の管理（$SpO_2$ 値、嗄声の変化）
- 食事状態（誤嚥の有無）
- 気道狭窄、術後出血
- 沈黙指導

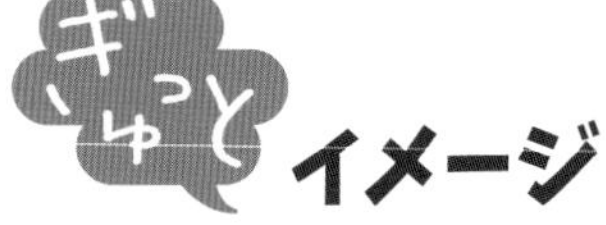


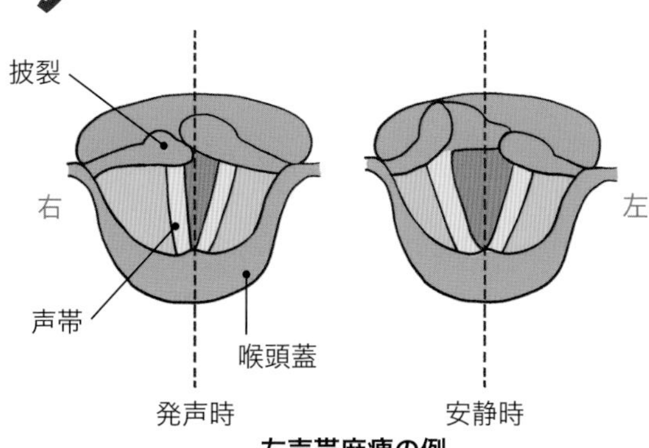


**左声帯麻痺の例**

## 症状・所見

- 一側性では、声がれ（息が漏れるような声）、声が続かない、食事の時にむせるなどの症状を生じる。
- 両側性では、一側性の症状に加えて、呼吸困難感が生じることがある。

## 診 断

- **経鼻内視鏡検査**で容易に診断可能である。

**経鼻内視鏡所見**

安静時

右 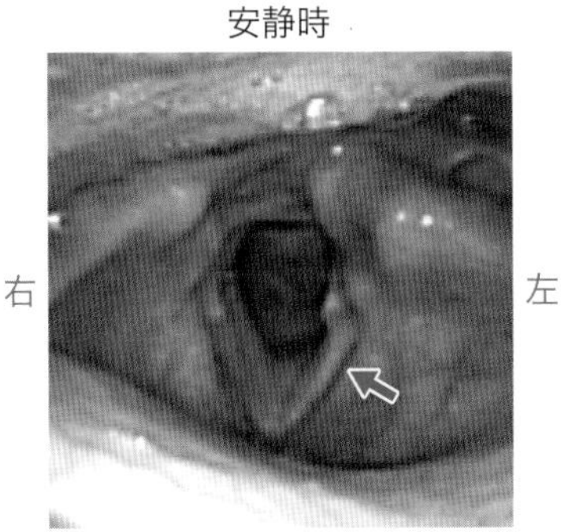 左

発声時

右 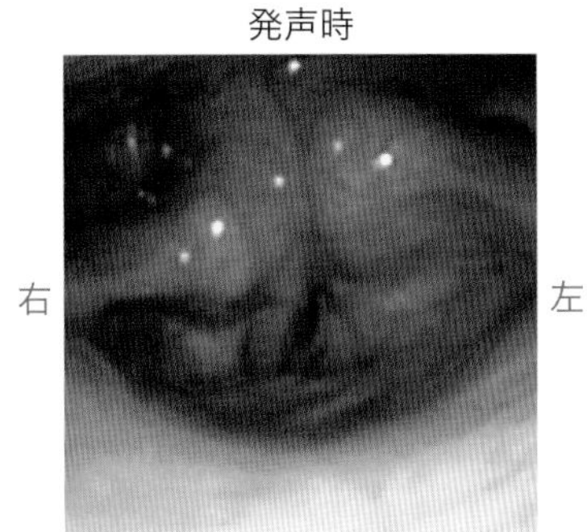 左

左声帯が固定し、萎縮しているため（↑）、発声時に声門の閉鎖が不十分で、気息性嗄声となる。

- まず、声帯麻痺の**原因となる疾患を検索**することが最も重要である。声帯麻痺を生じるような**頭頸部癌**が確認できなければ、**甲状腺癌、食道癌、肺癌、縦郭腫瘍、大動脈瘤や大動脈解離**などがないかを検査する。
- 担がん患者では、縦隔リンパ節転移や脳転移が見つかることもある。
- 原因検索には、頸部エコー、頸胸部 CT や上部消化管内視鏡検査などを用いる。
- 神経の障害のほか、ヘルペスウイルスやムンプスウイルスなどの**ウイルス性**、外傷性、気管挿管後、中枢性などがある。特発性（原因不明）が 10％程度ある。

### 迷走神経、反回神経の走行

☑ 声帯を動かす神経は、下部延髄から第10脳神経である迷走神経として頸部を下行し、胸部で**右は鎖骨下動脈、左は大動脈弓**を回り、甲状腺と気管と食道の間を反回神経として上行し、喉頭に分布する。これらが、走行の途中で障害された結果、麻痺が生じる。

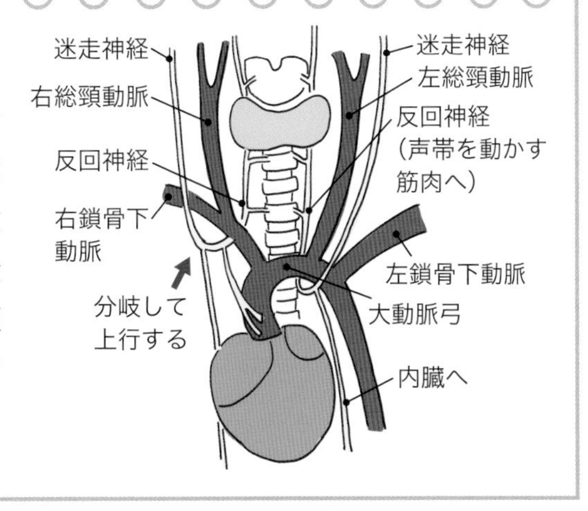

## 治療

### まずは音声治療を行う

- プッシング法などの声門閉鎖を促す音声リハビリを行う。

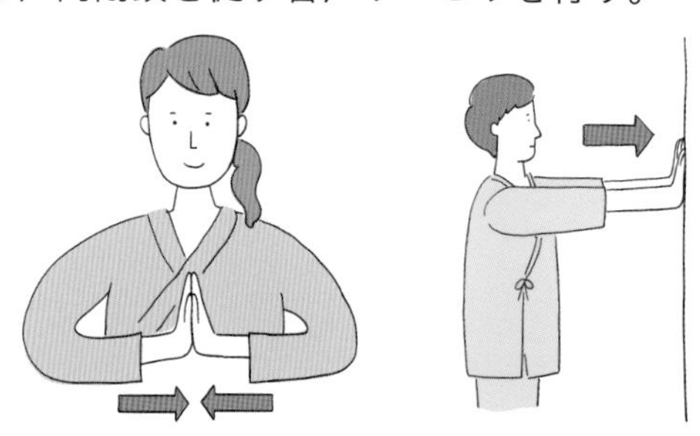

- 声帯の固定する位置で声の質は変わる。副正中位で固定することが多い。より外側で固定すると声が悪くなる。発症後1か月ほどすると、健側の声帯が代償性に過内転し、音声が少し改善することがある。
- 食事の際にムセを生じている場合や、誤嚥性肺炎がある場合は、頸部回旋嚥下などの指導も行う。
- 回復の見込みがある場合には、半年間は保存的に経過をみていく。それでも改善が見込めない場合（特に最長発声持続時間が5秒以下の場合）には、手術を考慮する。

### 手術

- 一側性麻痺：声帯内方移動術（喉頭形成術、披裂軟骨内転術）
  声帯内注入術（自家脂肪、ヒアルロン酸など）

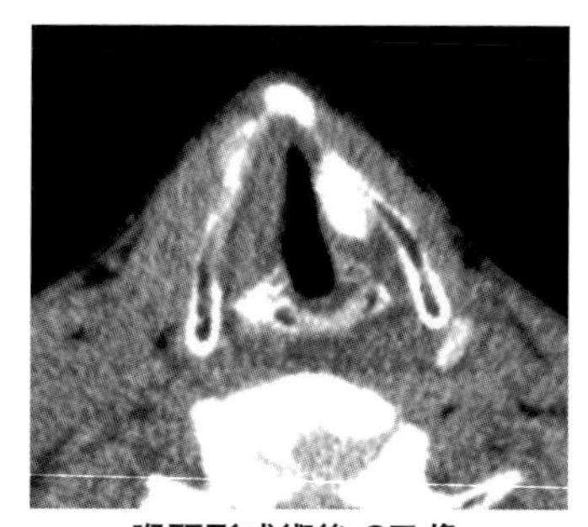

**喉頭形成術後 CT 像**

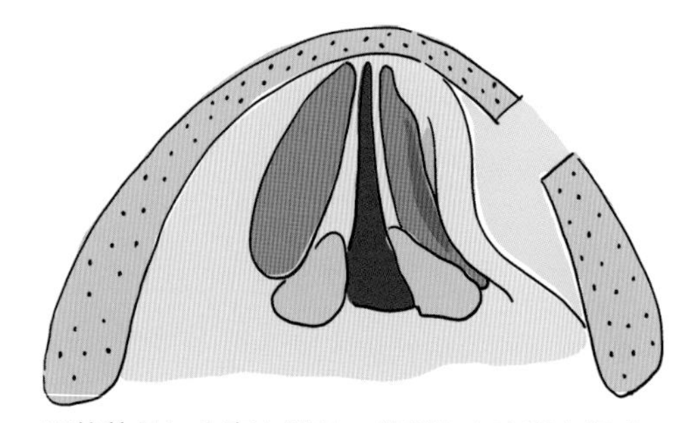

甲状軟骨に小窓を開けて外側から声帯を押す。

- 両側性麻痺：呼吸困難感があれば気管切開を施行
  声門開大術（アイネル法、披裂軟骨切除術）後に気管切開孔を閉じる。

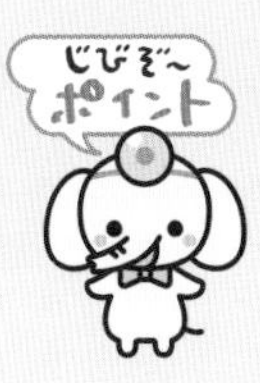


**術後気道管理に注意**

- **一側性麻痺の手術は声門を狭くする手術であり、術後呼吸困難感を訴える場合がある。**
- **術後出血や喉頭浮腫で呼吸困難を生じる可能性があり、術後の呼吸状態の管理がとても重要である。**



## 看 護

### 誤嚥には頸部回旋嚥下を試す

- 声帯麻痺があると、特に水分を誤嚥しやすくなる場合がある。それは、嚥下時に声帯の閉鎖が不十分になること、麻痺側の下咽頭梨状窩陥凹の食塊の通過障害を生じることが原因であり、その際は**麻痺側に頸部を回旋して健側での嚥下を促す**（頸部回旋嚥下）が有効な場合がある。

**頸部回旋嚥下**

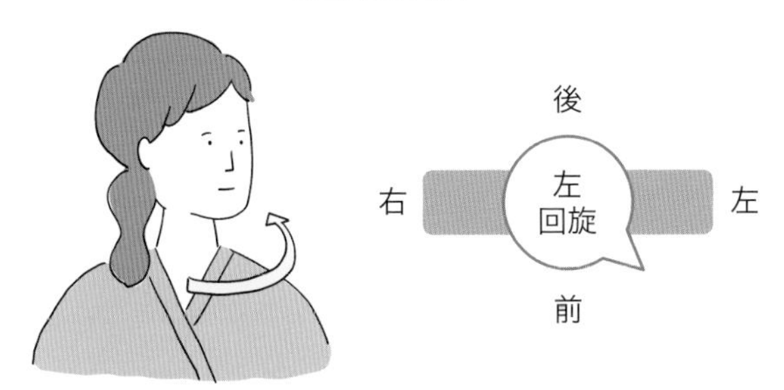


左声帯麻痺の場合、頸部を回旋（イラストは左回旋）することによって、反対側（右）の梨状窩を食塊が通過しやすくする姿勢調整法

### 術後出血の観察

- 外切開の術後には頸部腫脹や頸部痛に注意する。
- 経口的な手術では、喀痰に血液が混じるため、喀痰の性状に注意する。

### 気道狭窄に注意

- 気道の手術であるため、術後喉頭浮腫などにより気道狭窄を起こすことがある。
- $SpO_2$ 値のモニタリング（特に術当日から翌朝まで）や喘鳴、狭窄音に注意する。
- 気道狭窄を疑う場合には、すぐに医師に報告する。場合によっては、創部の開創や気管切開術などの緊急対応を要することがある。

### 術後沈黙指導

- 術後は創部の安静のために、声を出さないように指導する。
- 詳細は声帯ポリープ、ポリープ様声帯の項 (p.109) を参照

# 10 嚥下障害

解剖 p.9 参照

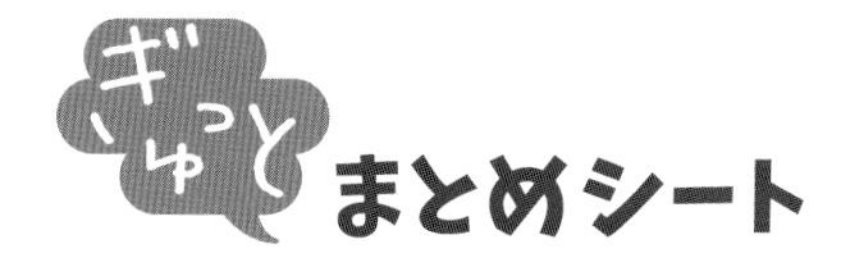


- 嚥下障害による問題は、誤嚥性肺炎と栄養不足（水分不足）である。
- 嚥下内視鏡検査と嚥下造影検査で嚥下の病態を診断する。
- 基本的治療はリハビリテーションで。直接訓練と間接訓練がある。
- 外科的治療として、嚥下機能改善手術と誤嚥防止手術がある。

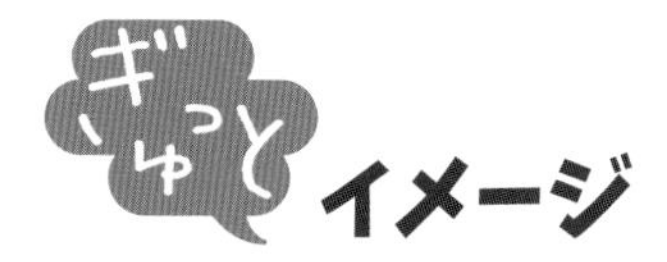


**症状・所見**
- 痰が絡む
- 湿声
- 嚥下後のムセ
- 食事が 30 分以上かかる
- $SpO_2$ の低下と微熱

**治療**
- 嚥下内視鏡検査
- 嚥下造影検査
- 直接訓練と間接訓練
- 外科的治療

**看護**
- 頸部聴診
- 呼吸状態の管理
- 食事の際の体位設定
- 食事介助時の観察
- 食器の選択

ぎゅっと イメージ

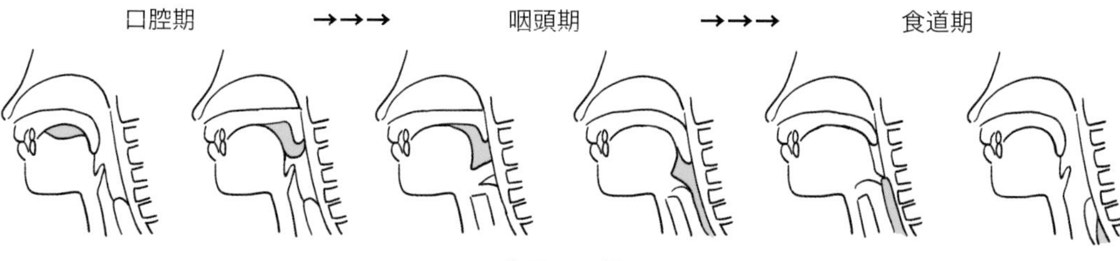


嚥下の３相

## 症状・所見

- 嚥下機能が悪化すると、食物や唾液を誤嚥して、咳き込む。咳き込んで喀出できれば肺炎は生じない。しかし、誤嚥量が増加したり、加齢により喀出力が低下したり、周術期によりADLが低下したりすると、肺炎を生じる。
- 嚥下障害を疑うサインは、**呼吸状態の悪化**、**嚥下した後に咳き込む**、痰が絡んだ**湿声**が続く、**微熱**が続く、**食事の時間が30分以上**かかるなどがある。

## 診 断

- 誤嚥性肺炎の診断は、胸部X線検査や胸部CTで**右下肺野の異常陰影**が特徴的であるが、左側臥位が多い患者では左肺に炎症を生じることもある。
- 実際の**食事の観察が最も重要**である。上記の嚥下障害を疑うサインを確認し、**嚥下後の頸部聴診**も有用である。
- 簡易的な嚥下機能のスクリーニング法として、水飲みテスト、反復唾液嚥下テスト（RSST）などがある。

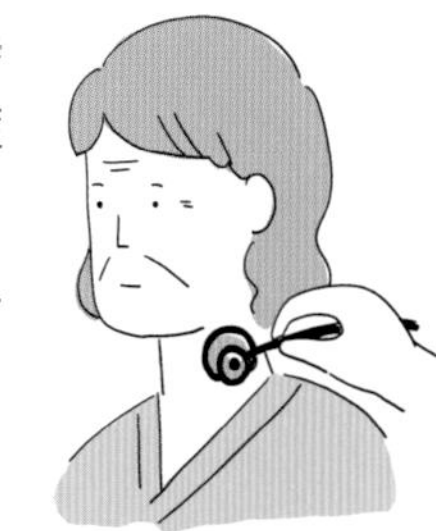
頸部聴診

- **嚥下内視鏡検査（VE）**や**嚥下造影検査（VF）**で診断するが、いずれも指示嚥下（指示をして嚥下を促して行う検査）である。

| | VE | VF |
|---|---|---|
| | | |
| 利点 | 簡便<br>ベッドサイドでも可能<br>（ただし吸引設備は必要）<br>咽頭喉頭の運動を直視下に観察<br>侵襲が少なく、繰り返し可能<br>喉頭の知覚を確認可能 | 嚥下動作の全体の把握が可能である（口腔期～食道期まで）。 |
| 欠点 | 口腔期・食道期の嚥下評価が困難<br>手技・評価に経験を要する。 | 透視室が必要となる。<br>人手と時間を要する。<br>放射線被曝する。<br>バリウムを内服する場合、排便管理が必要となる。 |

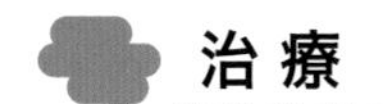

## 治療

- 治療の柱は、嚥下のリハビリテーション（嚥下リハ）である。
- 嚥下機能の状態をVEやVFで診断して、訓練法を計画する。
- 前提として、呼吸状態が安定しないと、嚥下は難しい。
- 食事の際の環境設定は重要である。

| | 間接訓練 | 直接訓練 |
|---|---|---|
| 特徴 | 食物を使わず施行 | 食物を用いて施行 |
| 主な訓練法 | **嚥下反射の促通**：のどのアイスマッサージ、咳嗽訓練<br>**嚥下運動の補助・強化**：舌・口腔周囲筋群の筋力訓練・可動域訓練、発声・構音訓練、シャキア法など<br>**嚥下法の習得**：嚥下パターン訓練、送り込み訓練、咀嚼訓練など<br>**呼吸訓練**：ブローイング | **誤嚥防止の工夫**：複数回嚥下、交互嚥下、横向き回旋嚥下、息こらえ嚥下など<br>**嚥下姿勢・食事形態や量の工夫**<br>**嚥下パターン練習**<br>**対処法の習得**<br>**嚥下の意識化** |

- 嚥下リハで改善がみられない場合、手術を考慮する。
- 嚥下機能改善手術（喉頭挙上術、輪状咽頭筋切断術など）
- 誤嚥防止術（喉頭気管分離術、喉頭閉鎖術、喉頭全摘出術など）

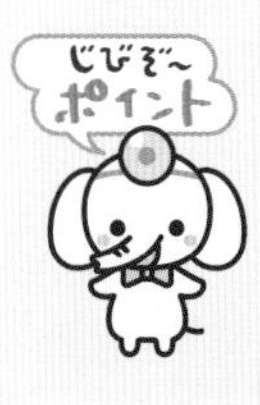


**経口摂取再開の目安（スクリーニングの目安）**

**①JCS1桁以下、②全身状態や呼吸状態が安定、③急性期の肺炎がない、④食欲がある。**
**※気管切開チューブは嚥下機能を悪化させる。**

**気管切開孔を有する患者の経口摂取の再開への安全なステップアップ法**

**①呼吸器を離脱する。**
**②カフ上の痰が減ることを確認する（痰の吸引回数が減る）。**
**③日中にカフ圧を下げて、痰の量が増えないことを確認する。**
**④スピーチカニューレに変更し、発声をさせることで喉頭の知覚を回復させる。**
**⑤直接訓練を開始し、経口摂取を始めていく。**

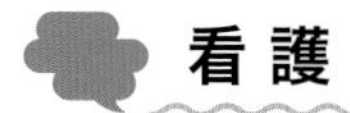

# 看 護

### 呼吸状態に注意

- 誤嚥性肺炎の症状（発熱、咳、痰）に注意する。
- 嚥下障害患者では、唾液でも**不顕性誤嚥（誤嚥してもむせない）**で肺炎になる可能性がある。

### 食事の際の体勢を整える

- 食事の際に安定した体勢を整えることは、安全に食事をするために非常に重要。
- 椅子に座わって食事をする場合、**背もたれのある椅子に深く腰掛け、顎を引き気味とし、足をしっかり床につけ、テーブルの高さは肘が 90 度に曲がる程度**が最も良い体勢である。調整は足台や座布団で行う。
- ベッド上で食事をする場合、ベッドの背もたれを **45〜60 度**に設定し、顎を引くために**頭の後ろにクッション**などを入れて体勢を整える。

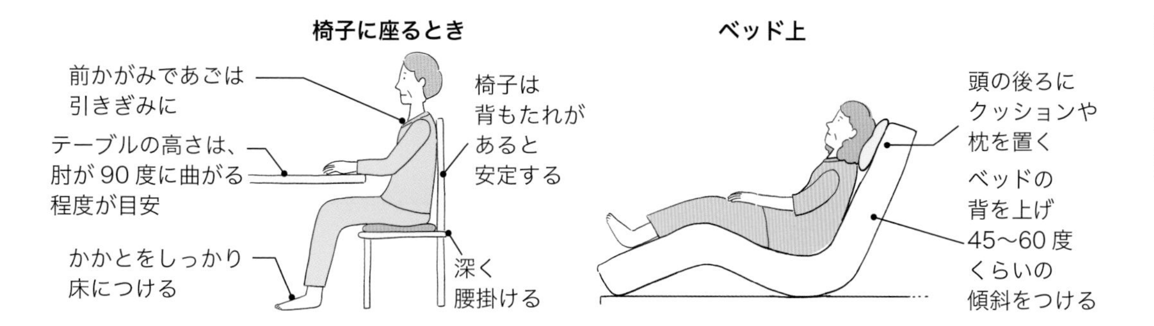


### 食事介助の工夫

- 水分がむせやすい場合には、水分にトロミ剤で**とろみをつける**。
- 歯が少ない場合は、噛まなくても良いミキサー食やきざみ食などを選択するのも良い。
- 少量ずつゆっくり食べるために、**一回嚥下量**の調整を行う。
（大きなカレースプーンではなく、小さなティースプーンを用いるなど）
- のどに食事が残る場合には、もう一度嚥下してもらう（複数回嚥下）。
- 数口に一度咳払いや発声を行い、**湿声になっていないか**を確認する。
- 食事の後半にムセがひどくなる場合は、1 回の食事量を減らして、食事回数を増やす。

### 誤嚥性肺炎予防に口腔ケア

- **食事前後の口腔ケア**は肺炎の予防になる。
- 義歯の洗浄も大切である。
- 食後に口腔内に食物残渣がないか確認する。
- 気管切開中の患者では、痰やガーゼに食物残渣があれば誤嚥の可能性がある。

# 11 気管切開、永久気管孔

解剖 p.11 参照

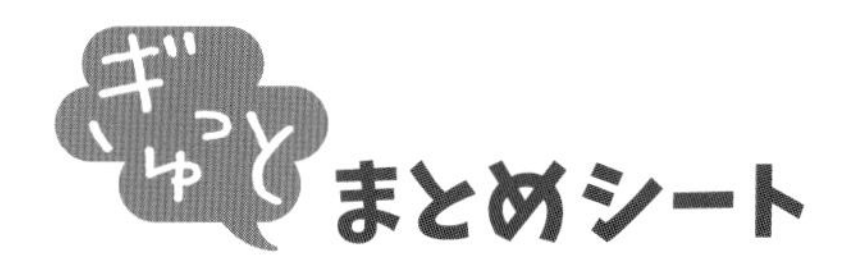


- 気管切開は気管に開ける横穴で、定期的にチューブの交換が必要である。
- 永久気管孔は喉頭と気管を分離し、切断した気管を皮膚に全周性に縫合する。
- 気管切開をしても誤嚥のリスクは無くならないが、永久気管孔は塞ぐと窒息というリスクがある。
- 術後は出血、チューブ閉塞、事故抜去、気管孔肉芽、皮下気腫などに注意する。

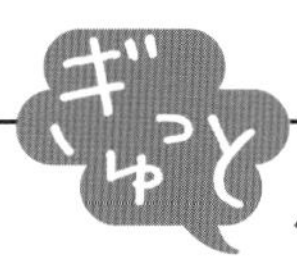


## ポイント

**適応**

気管切開術
- 誤嚥性肺炎
- 長期気管挿管
- 上気道閉塞

永久気管孔
- 進行喉頭癌
- 難治性誤嚥性肺炎

**治療**

- 気管切開術
- 喉頭全摘出術
- 誤嚥防止術

**看護**

- 呼吸状態の管理
- チューブ閉塞の有無
- カフ圧の調整
- カフ上の痰の貯留
- 体位変換時のチューブ管理
- 気管孔周囲の感染、褥瘡
- 入浴時の管理
- 排便コントロール

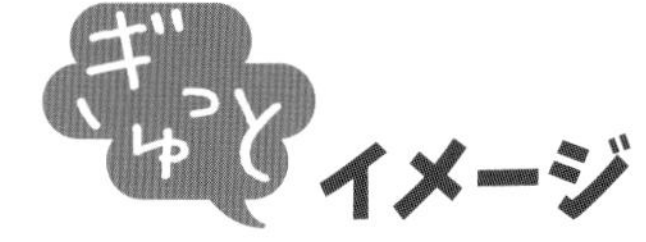


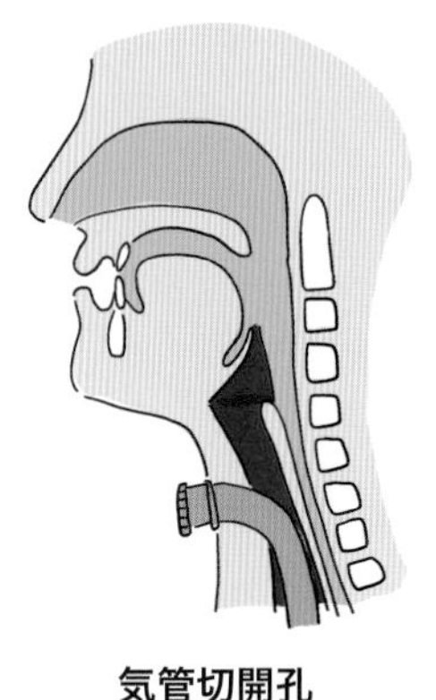

気管切開孔

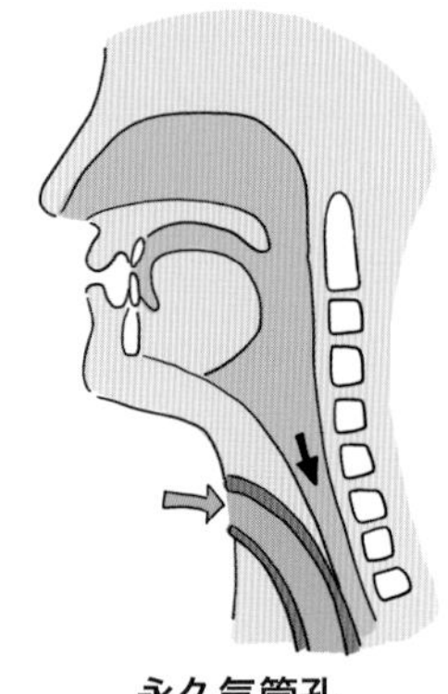

永久気管孔

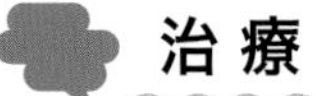

## 治療

- 上気道狭窄（急性喉頭蓋炎、喉頭癌、両側声帯麻痺など）、長期に気管挿管が必要な時には、気管切開術を施行する。
- 気管切開術後は気管チューブ（カニューレ）を装着しておかないと自然閉鎖してしまう。
- 進行喉頭癌や、嚥下障害に対する誤嚥防止術（音声を犠牲にして誤嚥を防止する）では、声帯より下方の気管を切断し、皮膚に全周性に縫い付けて永久気管孔を作成する。気管軟骨が枠組み形成の支えとなり、自然閉塞しないため、通常、気管チューブは必要でない。
- 気管切開では、用途によって、チューブの使い分けが必要となる。

**主な気管チューブの種類と使用法**　　画像：© 2021 KOKEN CO., LTD.

| 種類 | カフ | 側孔 | 単複 | 特徴、用途 |
|---|---|---|---|---|
| 単管カフあり | ○ | × | 単 | ・気管切開術直後、人工呼吸器使用時、呼吸状態が不安定なとき、唾液誤嚥がある場合に使用<br>・側管からカフ上の唾液の吸引が可能 |
| 複管カフあり | ○ | ○<br>× | 複 | ・唾液誤嚥は少量だが、痰の喀出が困難な場合に使用<br>・内筒を抜くと発声が可能（バルブ等の対応は必要）<br>・内筒は看護師でも安全に着脱可能 |
| スピーチカニューレ | × | ○ | 単 | ・ADLが自立し、唾液嚥下が可能な場合に使用<br>・スピーチバルブを装着、もしくは用手的に気管孔部をふさぐことで発声が可能<br>・交換は患者自身でも比較的容易 |
| レティナ | × | × | 単 | ・経口摂取可能であるが、気管孔を残しておきたいときに使用<br>・固定のバンドは不要で長期間の留置が可能<br>・患者自身での交換は難しい |

### 術前・術後管理

- 術中の麻酔方法は、局所麻酔の場合と全身麻酔の場合がある。
- 気管切開術を施行しても誤嚥の防止はできない。永久気管孔では誤嚥はなくなる。
- 永久気管孔では、気管孔を覆うと窒息するので要注意。

術後に起こりうる問題点

| | 共通項目 | 気管切開 | 永久気管孔 |
|---|---|---|---|
| 早期 | 出血<br>感染 | VAP（人工呼吸器関連肺炎）<br>チューブの迷入<br>チューブの内腔の閉塞<br>チューブの事故抜去<br>皮下気腫、縦隔気腫 | 気管の壊死<br>気管孔周囲の痂皮 |
| 晩期 | | 肉芽形成による出血<br>チューブの事故抜去<br>気管食道瘻による誤嚥<br>腕頭動脈瘻からの出血 | 気管孔の狭窄 |

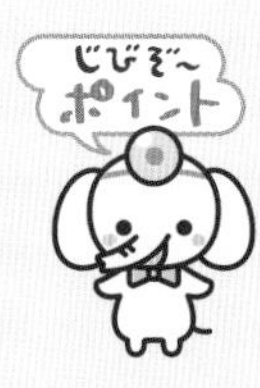


**チューブの固定**

- **チューブの固定は頸が締まらない程度にしっかり！**
- **気管切開後のチューブの脱落は、呼吸状態の悪化に直結する。**
- **チューブ脱落は体位変換時に特に注意！**

**カフ圧**

- **チューブのカフ圧は、空気の量でなくカフ圧計で20～30cm$H_2O$に調整する。**
- **カフ圧計がない場合は赤ちゃんの耳たぶの柔らかさが目安。**
  **カフ圧が高い➡気管壁の壊死や出血のリスク**
  **カフ圧が低い➡人工呼吸器の換気不全、誤嚥した唾液流入のリスク**

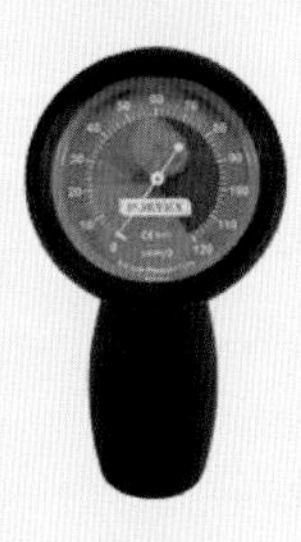

## 急性炎症による気道確保

- ☑ 急性喉頭蓋炎や喉頭浮腫などによる上気道狭窄症例では、緊急気管切開術を要する場合がある。
- ☑ 急激に呼吸状態が悪化し、一刻を争う場合がある。
- ☑ 呼吸状態の管理と患者の自覚症状のモニタリングが極めて重要である。

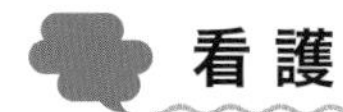

## 看護

### 気管チューブが抜けたときの対応

- 気管チューブが抜けるとすぐに孔が小さくなる危険性がある。
- 発見時は医師にすぐに連絡し、再挿入の準備とともに患者の**呼吸状態をモニター**する。
- 自宅での対応に備えて、スピーチカニューレを自己挿入ができるように退院前に指導しておく。再挿入困難な場合には、直ちに救急受診するように伝える。

### 痰の吸引・吸入

- **吸引・吸入手技のセルフケアの獲得が必須**で、患者だけでなく家族にも指導することが重要である。永久気管孔は容易にティッシュなどでぬぐうことが可能である。
- **鼻機能である加湿・防塵機能が失われる**ため、**湿ガーゼ**を気管孔前に装着する必要がある。
- 気管切開では人工鼻を使用することがある。
- 喀痰による閉塞予防には吸入・加湿が重要であり、退院時に吸引器・吸入器の購入の必要性を説明して業者に手配する。

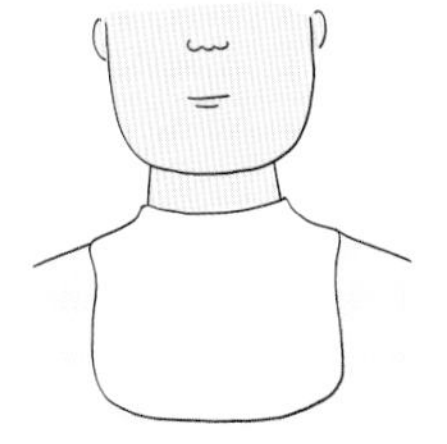

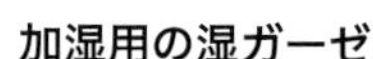

加湿用の湿ガーゼ

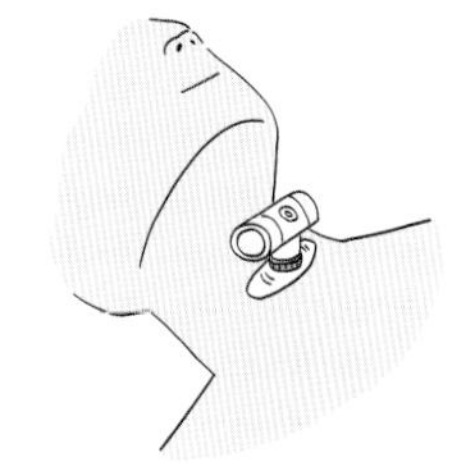

人工鼻

### 洗髪、入浴時の注意点

- **気管孔に水や湯が入ると窒息する**ため、湯船に浸かる場合は胸より下の位置で入れるよう湯量の調整が必要である。
- 洗髪時は首にタオルを巻き、腰から前屈し気管孔を下に向け直接湯が入らないように体勢を整える。体勢がとれない場合はシャンプーハットを使用する。

### 気管孔を有する患者の問題点

- 空気が鼻を通らないため**嗅覚障害**を生じる。ガス漏れに気が付かないことがあり、ガス漏れ感知器が自宅に設置されているか確認しておく。
- 努責をかけることができず便秘になりやすいため、水分摂取や緩下剤を使用し、排便コントロールを行う。

### 代用音声の獲得

- **電気式人工喉頭**の使用、**食道発声**、**シャント発声**がある。代用音声獲得のためには継続的な練習が必要であり、各地域の**患者会**を紹介する。

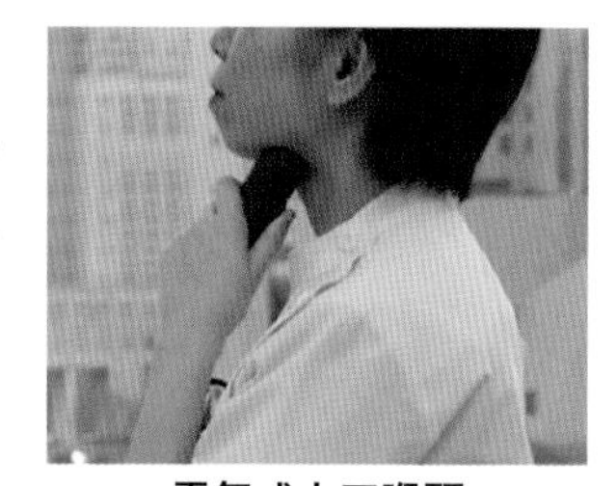

電気式人工喉頭

# 12 異物(鼻腔、咽頭)、異物誤飲

## ぎゅっと まとめシート

- 鼻腔異物は 10 歳以下の小児に多く、自ら鼻腔内に挿入することから玩具（BB 弾、ビーズなど）、シールなどの紙類が多い。成人の鼻腔異物はまれである。
- 咽頭異物は、魚骨が多い。部位は口蓋扁桃、舌扁桃の順に多い。
- 視診による確認が困難な場合は画像診断が必要となる。早期診断、摘出が望まれる。

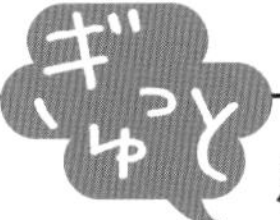

## ぎゅっと ポイント

| 症状 | 治療 | 看護 |
|---|---|---|
| ▶異物感 | ▶視診 | ▶呼吸状態に注意 |
| ▶疼痛 | ▶経鼻内視鏡検査 | ▶処置時動かないよう固定 |
| ▶悪臭 | ▶画像診断（CT など） | ▶異物の種類の確認（いつ何を食べたか、何を入れたか） |
| ▶呼吸困難 | ▶大半は外来で摘出可能 | |

## ぎゅっと イメージ

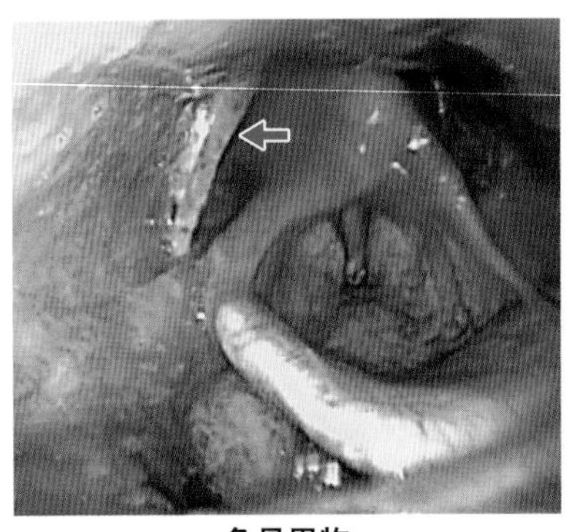

**魚骨異物**

右梨状陥凹に 3cm 大の魚骨（↑）を認める。

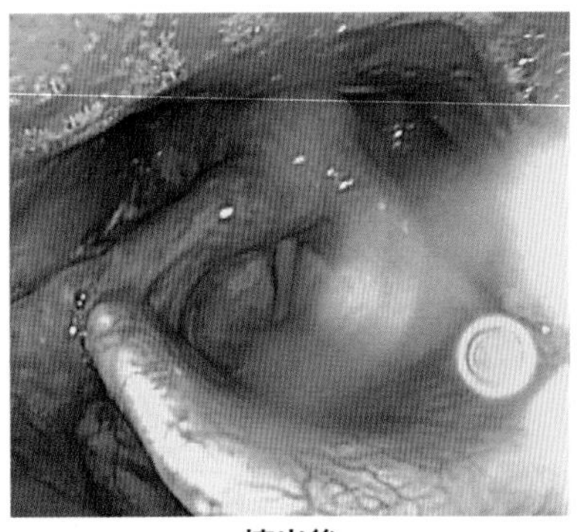

**摘出後**

## 症状・所見

- 小児の場合はいつ、何を挿入したかを的確に伝えることが困難なことが多い。
- 成人の場合は、発症の時期は明らかで、症状部位も正しいことが多い。
- 鼻腔に異物が数日放置されると感染を併発し、悪臭・膿性鼻汁で受診することがある。
- 咽頭異物では、嚥下痛と異物感がある。
- 迷入した異物に感染をきたした場合、膿瘍を形成することがある。
- 大きな異物の場合、**喉頭を閉鎖すると呼吸困難をきたす**ことがある。

## 診 断

- **視診**や**経鼻内視鏡検査**で異物の位置や、種類および形状を観察する。
- 粘膜下に刺入した症例や、陳旧例などは視診による確認が困難なため、画像診断（X 線検査や CT 検査など）が必要となる。
- 口蓋扁桃に異物がある場合は、舌圧子で舌を押さえるだけで観察できることが多い。

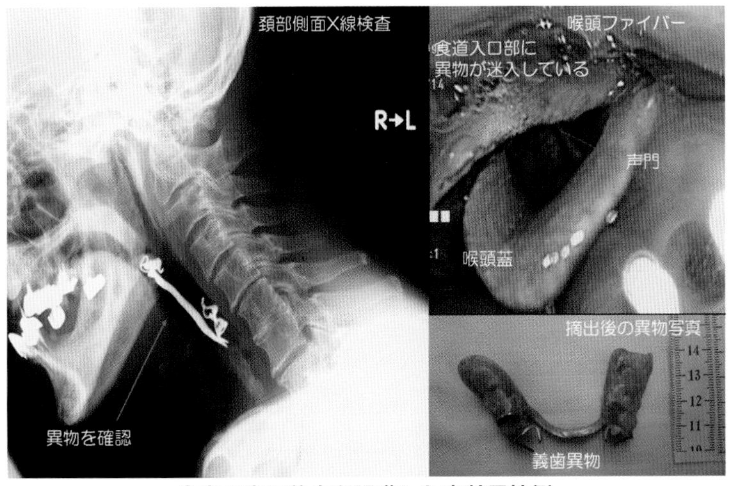


**食事の際に義歯を誤嚥した高齢男性例**
食道入口部まで義歯を誤飲していた。全身麻酔下に摘出を行った。

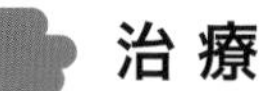

## 治療

- **異物の多くは外来での摘出が可能**である。異物が複数ある場合もあり、摘出後に再度観察し、遺残がないか確認する必要がある。
- 鼻腔異物の場合は、異物鉤や先端を曲げたゾンデなどで手前に引き出して摘出する。摘出の際に鼻出血をきたすことがあるため、注意が必要である。
- 口蓋扁桃の異物では、鑷子やハイマン鉗子で摘出できる。舌根、喉頭、下咽頭などに異物がある場合は、鉗子付き経鼻内視鏡を用いて、摘出できることが多い。
- 外来での摘出が困難な場合に、**全身麻酔下に摘出術を行うことがある。**

### ハイリスク症例

☑ ボタン型電池を飲み込んだ場合、強アルカリ成分によって穿孔をきたすことがあるため、緊急手術が必要である。

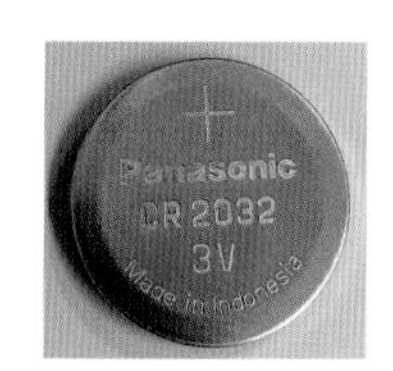


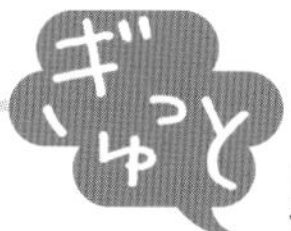


## 器機紹介

**喉頭の診察で使用する器機**

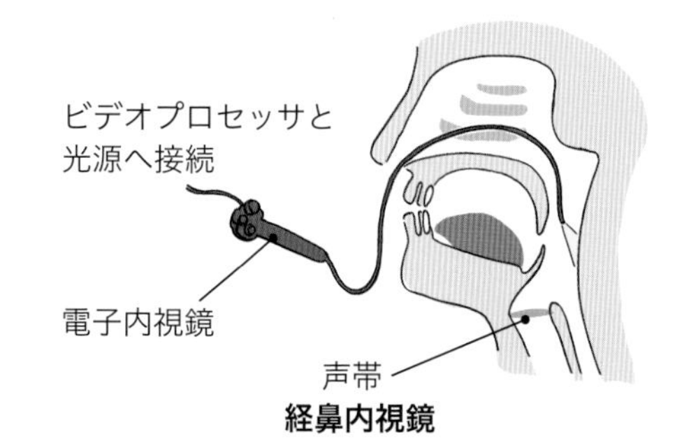

**経鼻内視鏡**

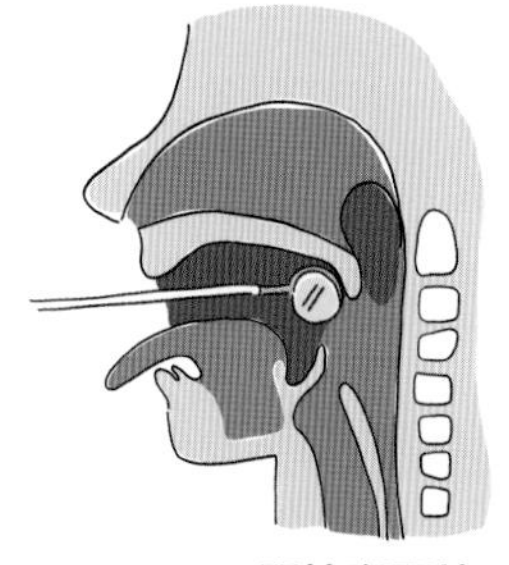

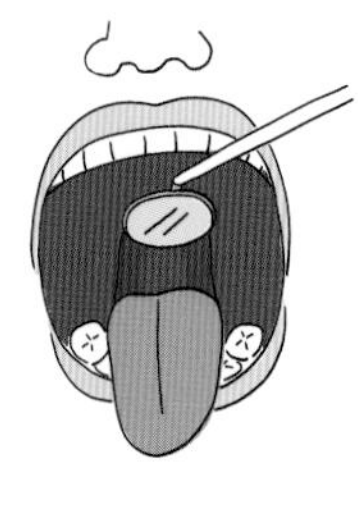

**間接喉頭鏡のイメージ**

- 患者に開口させ、舌を前方に牽引して、間接喉頭鏡を咽頭部に挿入し、額帯鏡の光やヘッドライトの光を鏡の面に反射させて喉頭の所見を間接的に観察する。ただし、咽頭反射の強い人などでは観察が困難な場合がある。
- 軟性経鼻内視鏡を用いて、喉頭を診察することもできる。

## 看護

### 処置時に体位を固定

- 小児では、処置を安全に行うため、体を固定することが重要になる。保護者に体を抱きかかえてもらい、看護師は頭部を固定する。

#### 小児の固定方法

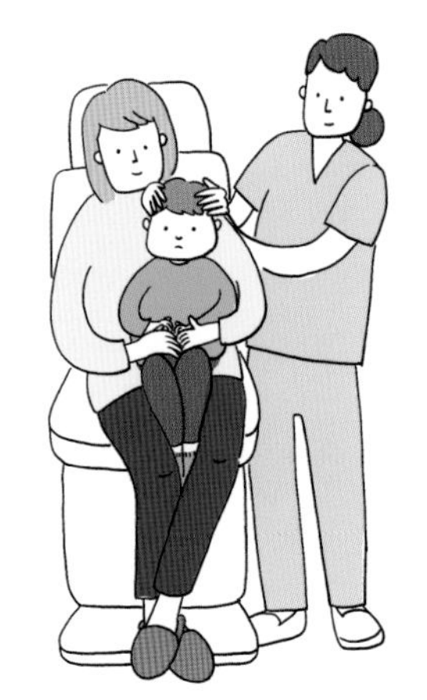

①診察椅子に親の膝の上に座らせる。
②子どもの足を親の両足で挟む。
③子どもの手をつかみ、へその前で固定する。
④介助者は、両手で子どもの頭を把持して親の胸に押し付ける（3点固定）
把持するときは、子どもの顎あたりを持つのも効果的である。
＊親が子どもの顔をのぞきこむと、固定がずれ、処置できないため、親は椅子にもたれてもらい動かないようにしてもらう。

### 呼吸状態に注意

- 異物の大きさによっては窒息のリスクがあるため呼吸状態に注意する。
- 異物によって感染が生じ、咽頭部の腫脹や膿瘍形成に発展する可能性があるため、呼吸状態に注意し、いつから症状が出ているかを確認する。

### 患者に合わせた対応

- 高齢者では、認知力が低下している場合があり、入院後の精神面に注意する。
- 全身麻酔下での摘出術になる場合は、最終の飲食時間を確認する。
- 異物の形状や性質によっては、緊急で全身麻酔下の外切開手術が必要となることがある。

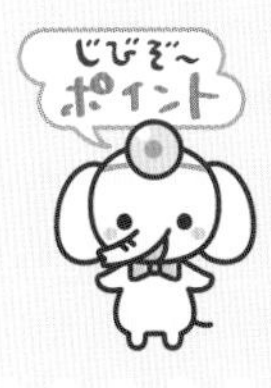


**魚骨がのどに刺さった場合**

- **昔からの言い伝え「ご飯の丸飲み」は、魚骨がさらに深く刺さり症状が悪化することがある。**

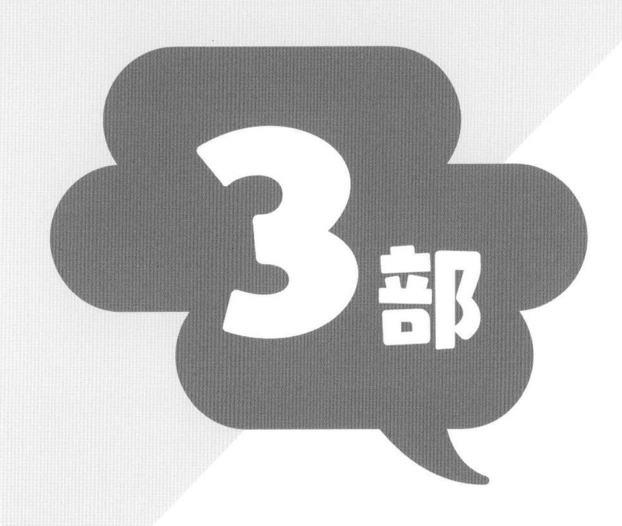


# 4章
# 疾患別診療と看護
# 頭頸部

# 1 甲状腺腫瘍

解剖 p.10 参照

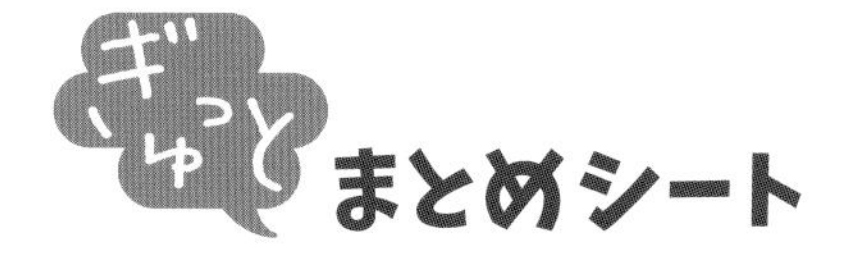

## ぎゅっと まとめシート

- ☑ 悪性の 90％は乳頭癌で予後良好、未分化癌の予後は極めて不良である。
- ☑ 良性でも 4cm 以上や増大傾向、機能性結節などで手術適応となる。
- ☑ 治療の柱は手術治療である。術後は、嗄声、術後出血による気道狭窄、テタニー、甲状腺機能低下に注意する。

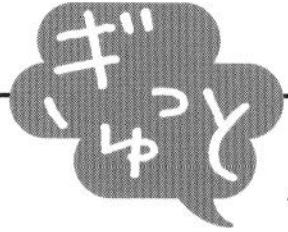

## ぎゅっと ポイント

**症状・所見**

- 前頸部腫瘤
- 通常は無痛
- 嗄声（病状進行時）
- 気管の偏位
- 頸部リンパ節腫脹

**治療**

- 手術（甲状腺葉切除、全摘出、頸部郭清）
- ヨード内用療法（遠隔転移時）
- 放射線外照射（手術不能時）
- 分子標的薬（再発病変増悪時）

**看護**

- 術後甲状腺機能低下
- 副甲状腺機能低下：術後テタニー
- 術後反回神経麻痺：嗄声
- 術後出血、両側声帯麻痺：気道狭窄

## ぎゅっと イメージ

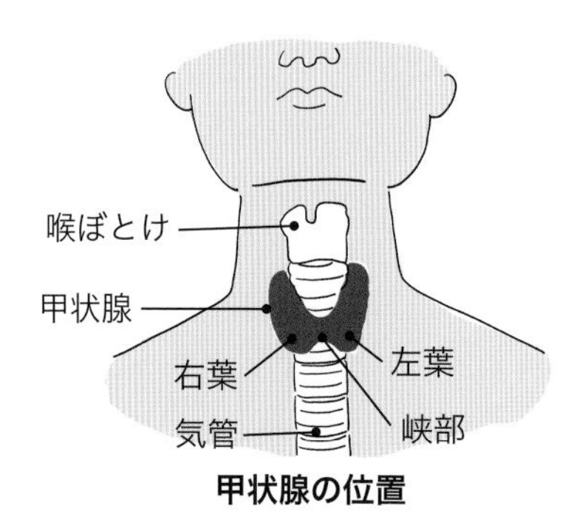


甲状腺の位置

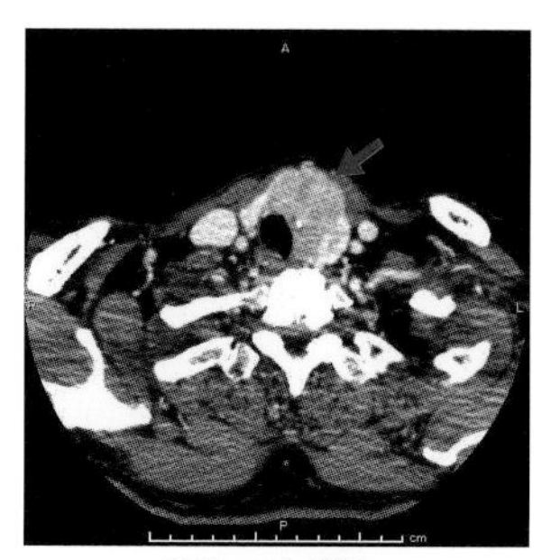

CT で左葉に境界不明瞭な腫瘍

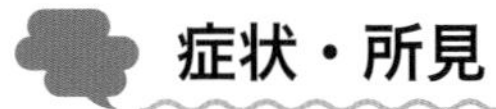

## 症状・所見

- 無症状で発見される場合がほとんどで、胸部X線での**気管の偏位**や、胸部CT、頸動脈エコーなどで偶然に発見されることが多い。
- 大きくなると**前頸部腫瘤**として触知する。
- 通常は**無痛性**であるが、急激な増大や炎症では痛みを伴うことがある。
- 悪性腫瘍でも基本的に増大スピードは緩徐であるが、**未分化癌は極めて急速に増大**する。
- **頸部リンパ節に転移**しやすい。
- 進行すると反回神経に浸潤して**嗄声**を生じたり、気管に浸潤して**気道狭窄**を生じたり、食道を圧排して食事の通過障害を生じたりすることがある。

## 診断

- **頸胸部CT**や**エコー検査**で容易に診断可能である。
- 良悪性の診断は、エコーガイド下に**穿刺吸引細胞診**を行う。悪性の場合には頸部リンパ節転移に注意する。ただし、濾胞癌は細胞診での診断が困難である。
- 血液検査で甲状腺機能（FT4、TSH）、サイログロブリン、自己抗体を確認する。
- 悪性が疑われる場合には、経鼻内視鏡で声帯麻痺がないか、CTやエコー検査で病変の広がり（気管や食道への浸潤がないか？）とリンパ節転移の有無を確認する。
- 細胞診で悪性所見が確認できなくても、4cm以上、増大傾向、機能性（ホルモン産生腫瘍）などの場合には、相対的適応として、甲状腺葉切除術をすることがある。

### 甲状腺腫瘍の組織型

| 組織型 | 頻度 | 特徴 |
|---|---|---|
| 乳頭癌 | 90% | 女性に多い。若年者のほうが予後良好。リンパ節転移しやすいが、予後に影響はない。治療の柱は手術。**予後は良好（10年生存率が約95%）**だが、経過は緩徐であり、長期に経過観察が必要である。 |
| 濾胞癌 | 5% | 微小浸潤型の予後は良好だが、**広範浸潤型は血行性に肺や骨に転移**しやすい。術前に濾胞腺腫と鑑別が困難であり、濾胞腺腫摘出後に濾胞癌と診断されることがある。 |
| 髄様癌 | 1～2% | 家族性と非家族性がある。**CEA**や**カルシトニン**が腫瘍マーカーである。<br>家族性の場合には**副甲状腺や副腎**などの精査が必要である。 |
| 低分化癌 | 1～2% | 乳頭癌や濾胞癌などの分化癌と、未分化癌の中間的な臨床像を示す。 |
| 未分化癌 | 1～2% | 60歳以上に多い。**予後は極めて不良**で、平均余命が2～3か月である。<br>進行が非常に早いため早急な対応が必要である。<br>外科的に全摘出できないと、根治は困難である。 |
| 悪性リンパ腫 | 1～2% | 高齢者に多い。**慢性甲状腺炎**の経過中に発見されることもある。<br>病理組織診断では組織型診断は困難であり、**甲状腺生検が必要**である。<br>**放射線治療や抗がん薬治療**の感受性が比較的良好である。 |

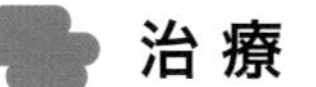

## 治療

- 治療の柱は、外科的切除である。

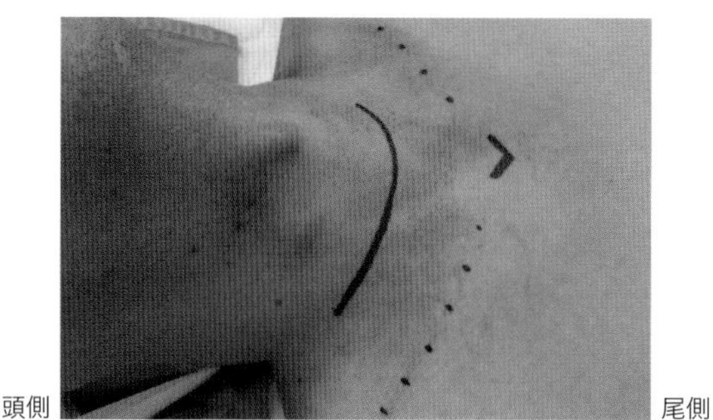


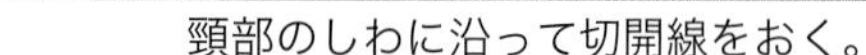
頸部のしわに沿って切開線をおく。

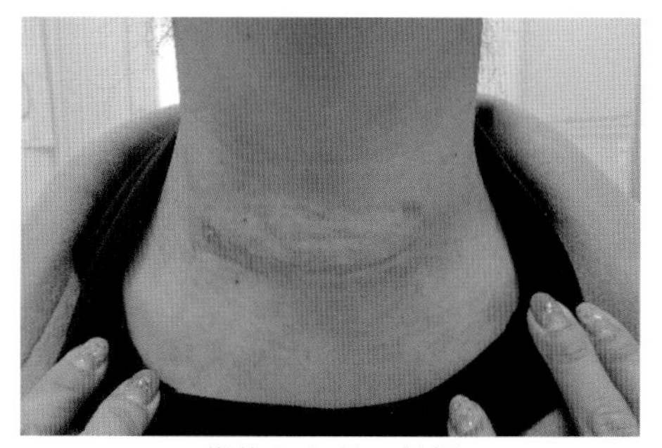
術後 1 か月の創部

- 術後には、喉頭鏡で**声帯麻痺**を生じていないか、**術後出血**で創部が腫れていないかを確認する。**術後出血の際は痛みを伴うことが多い**。両側声帯麻痺は気道狭窄の原因となるため、注意が必要である。
- 甲状腺切除後に甲状腺ホルモンが低下する可能性があるが、術後 2〜3 週後に血液検査の結果をみて、**甲状腺ホルモン**（チラーヂン®）の内服を考慮する。ただし、全摘の場合は術直後から内服を開始する。
- 再発リスクが高い甲状腺癌の術後や、切除不能な再発転移病変に対して、甲状腺全摘出術後にヨードが集まりやすい腫瘍組織に**ヨード内照射**を行う。さらにヨード内照射が無効な場合は、分子標的薬のレンバチニブ、ソラフェニブを使用する（p.151 参照）。副作用の発現頻度が高いため、投与には十分な検討を要する。

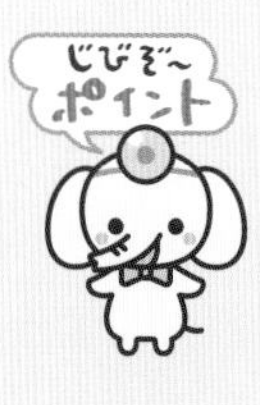


**術後出血には特に要注意**

- **甲状腺は気管の前面に位置するため、同部位で術後出血を起こすと、気道狭窄を生じることがある。**
- **術後出血を疑ったら、Dr. コールし、早急に止血術を準備する。**

**未分化癌**

- ☑ 甲状腺未分化癌は予後の平均が約 2〜3 か月、1 年生存率が 20%以下と予後が極めて悪い。
- ☑ また乳頭癌が長期の経過中に未分化癌の性質に変わることがある（未分化転化）。

## 看護

### 術後出血は早期発見・早期対応

- 術後出血は術後24時間以内に起こりやすい。術野には気管があるため、術後の呼吸状態の観察が重要である。前頸部の腫脹がないか、皮膚の色調の変化（暗紫色）がないかに注意する。
- 出血が起こっている場合には通常、血性のドレーン排液量が多くなる。また、ドレーンが閉塞すると、排液量が急激に減少するので創部の観察を強化する。
- 創部の疼痛を伴うことも多い。
- 喉頭浮腫により呼吸困難をきたすリスクがあるため、緊急で創部の開放が必要となることもある。

### 反回神経麻痺に注意

- 腫瘍の浸潤や手術操作による反回神経麻痺（p.111参照）のため、声帯が固定し、気息性嗄声（息もれ声）や水分のムセを生じることがある。
- 術後に両側の反回神経麻痺で気道が狭窄すると、緊急気管切開術が必要になる場合がある。

### 甲状腺機能低下は内服薬で補充

- 甲状腺を全摘すると甲状腺ホルモンの分泌がなくなり機能が低下する。甲状腺葉切除でも甲状腺機能低下が起こる場合がある。術後に急に低下はしないが、術後2〜3週で測定し、低下がある場合は内服薬で補充する。

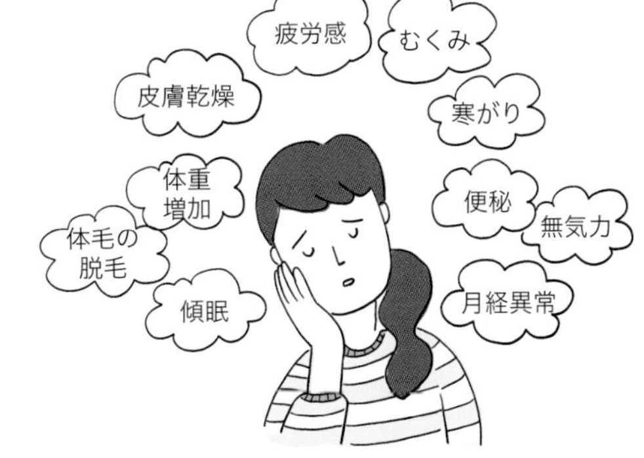

疲労感
むくみ
皮膚乾燥
寒がり
体重増加
便秘
無気力
体毛の脱毛
傾眠
月経異常
甲状腺機能低下症の症状

### 甲状腺クリーゼ（甲状腺中毒症）の危険を知っておく

- 術前に甲状腺機能が亢進した状態で手術などの強いストレスが加わると、甲状腺機能がさらに過剰に亢進し、不穏・せん妄などの中枢神経障害、発熱、心不全、悪心嘔吐などの消化器症状を生じることがある。致死率は10％以上であり、緊急治療が必要である。

### 低カルシウム血症（副甲状腺機能低下）に注意

- 甲状腺全摘の場合、副甲状腺が一緒に切除される可能性がある。
- 副甲状腺ホルモンが不足すると、低カルシウム血症による、手足や口唇のしびれを生じ、右図のようなテタニーによるトルーソー徴候を呈することがある。
- 術後カルシウム低下が予想される場合には、症状が出現する前に薬物（ビタミンD製剤、カルシウム製剤）の補充が必要である。
- 副甲状腺の一部を頸部に移植することもある。

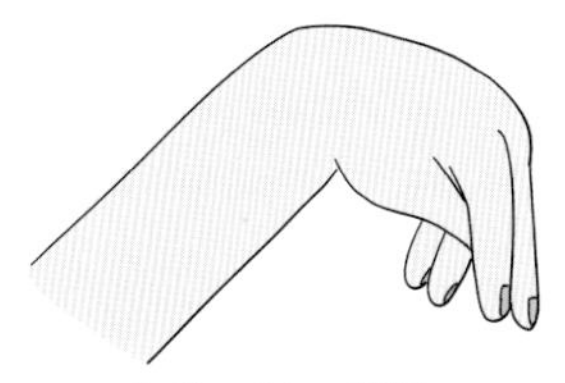
トルーソー徴候

# 2 唾液腺腫瘍

解剖 p.6 参照

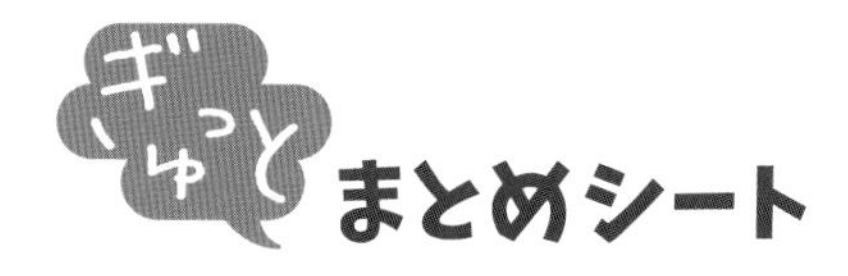


☑耳下腺腫瘍の９割は良性（多形腺腫は若年女性、ワルチン腫瘍は中高年男性に多い）である。

☑顎下腺腫瘍は、良性：悪性の割合が３：１、良性のほとんどが多形腺腫である。

☑悪性を疑う３徴候：痛み、可動性不良、顔面神経麻痺

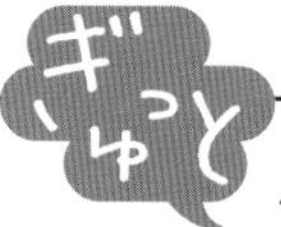


**ポイント**

**症状・所見**
- 耳下部、耳前部腫瘤
- 顎下部腫瘤
- 悪性３徴候
  （痛み、可動性不良、顔面神経麻痺）

**治療**
- 外科的切除
- 悪性の場合は術後放射線治療の可能性
- 高悪性では遠隔転移もある

**看護**
- 術後顔面神経麻痺
- 乾性角膜炎
- 術後出血
- 唾液瘻

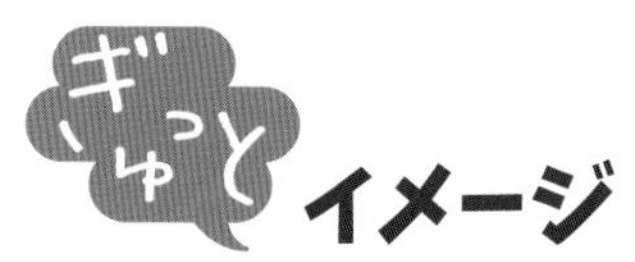


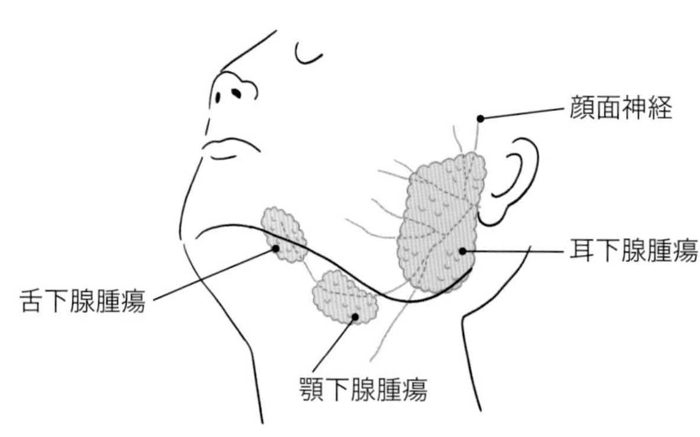

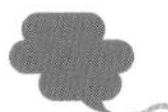

## 症状・所見

- ほとんどが耳下部もしくは顎下部のしこりとして自覚する。
- 悪性を疑う3徴候は、**痛み、可動性不良、顔面神経麻痺**である。
- 良性は10種類、悪性は23種類の組織型があり、多彩である。
- 顎下腺腫瘍は、耳下腺腫瘍よりも悪性の割合が高い。炎症との鑑別が重要である。

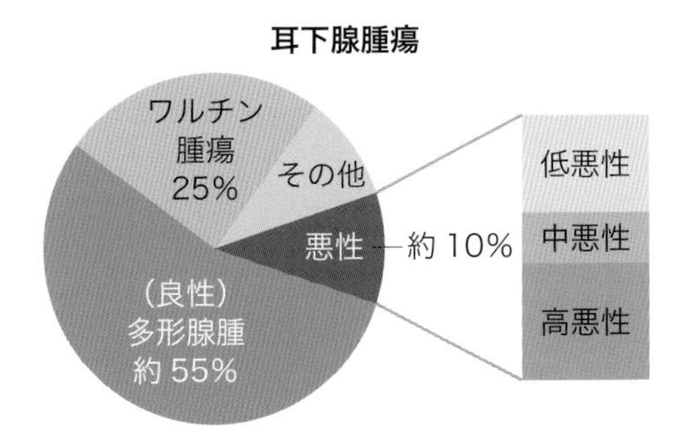


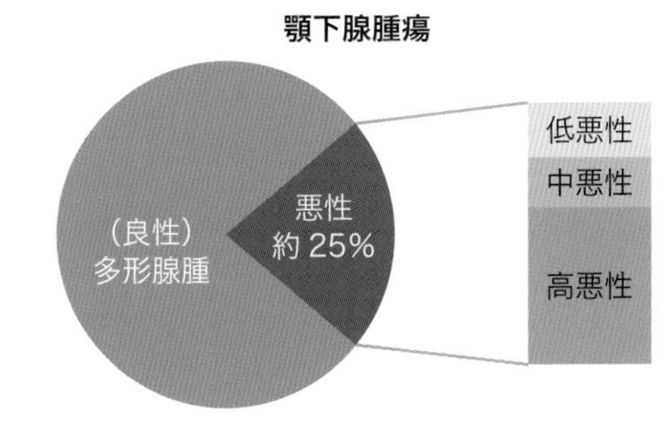


### 組織型とその特徴

| | 多形腺腫 | ワルチン腫瘍 | 低悪性 | 高悪性 |
|---|---|---|---|---|
| 好発年齢 | 若年〜中年 | 中〜高年 | 若年〜高年 | 中〜高年 |
| 性別 | 女性＞男性 | 男性⋙女性 | 女性＞男性 | 男性＞女性 |
| 特徴 | 弾性硬<br>一側性<br>悪性化の可能性 | 比較的柔らかい<br>両側性のことも<br>喫煙者 | 良性と間違いやすい<br>顔面神経麻痺5% | 硬い<br>浸潤性<br>顔面神経麻痺30% |
| 5年<br>生存率 | ー | ー | 90%以上 | 約50% |

## 診断

- **エコー、MRI** もしくは **CT** で、腫瘍の局在と良悪性を診断する。
- 辺縁が不整で、内部が不均一な場合には悪性を疑う。
- 術前にエコーガイド下に穿刺吸引細胞診を施行する。**多形腺腫**と**ワルチン腫瘍**は70〜80%で診断可能である。低/中悪性の癌は術前に良性と診断されることがあるので注意が必要である。
- 悪性腫瘍の場合には頸部リンパ節に転移がないかを確認する。

## 治療

- **治療の柱は外科的切除**である。

| | 耳下腺腫瘍 | 顎下腺腫瘍 |
|---|---|---|
| 良性 | 耳下腺葉部分切除、腫瘍被膜外摘出術<br>（顔面神経は温存） | 顎下腺摘出術 |
| 低悪性 | 耳下腺葉切除術<br>（ほとんどの例で顔面神経は温存可能） | 顎下腺摘出術 |
| 高悪性 | 耳下腺亜全摘<br>頸部郭清術<br>顔面神経を合併切除の可能性がある<br>⇒神経移植を考慮する<br>乳突削開術（顔面神経の中枢側まで浸潤がある場合に側頭骨を削る）<br>術後放射線治療 | 頸部郭清術（顎下腺摘出含む）<br>術後放射線治療 |

- 多形腺腫は徐々に増大し、悪性化の可能性があるため、基本的に手術適応となる。
- ワルチン腫瘍は経過観察でもよいが、審美的な理由で手術を施行する場合がある。
- 顔面神経は分岐しながら耳下腺内を走行し、顔面神経の下顎縁枝は顎下腺の浅層を走行する。耳下腺腫瘍では、顔面神経より表層にある浅葉腫瘍よりも顔面神経よりも深部にある深葉腫瘍の方が術後顔面神経麻痺を生じやすい。
- **薬物療法で根治は困難**である。再発転移唾液腺癌に対する薬物療法は、一部の組織型で分子標的薬の効果が報告されている。

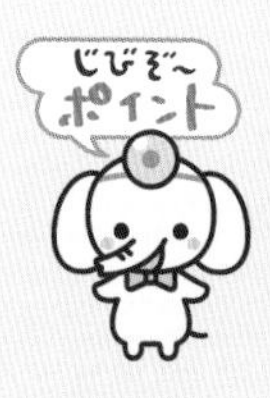


**術後合併症**

**耳下腺腫瘍では**

- **顔面神経麻痺：顔面神経を残しても一時的な麻痺を生じる場合がある。通常は 1 年以内には自然軽快する。顔面神経を切断した場合に神経移植をすると、顔面筋の緊張が保たれるが、顔面神経麻痺が回復するとは限らない。**
- **唾液漏：創部より唾液が漏出、もしくは皮下に唾液が溜まる。**
- **フライ症候群：術後約 1 年で、食事の際に創部の発赤や発汗を生じる。**
- **ファーストバイト症候群：食事の際に、一口目に痛みを生じる。**

**顎下腺腫瘍では**

- **顔面神経麻痺（下唇の運動障害）**
- **舌神経麻痺（舌前 2/3 のしびれ）**
- **舌下神経麻痺（舌の運動障害）**

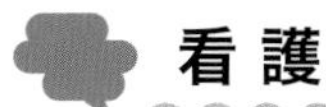

## 看護

### 術後顔面神経麻痺のケア

- 閉眼困難を認める場合は、眼の乾燥による角膜炎の予防のために点眼薬の使用や眼帯の装着を患者へ指導する。就寝時は角膜の損傷が起こりやすい。
- 口角麻痺を認める場合は、水分や食物が口からこぼれるため、食事形態の調整の援助が必要である。

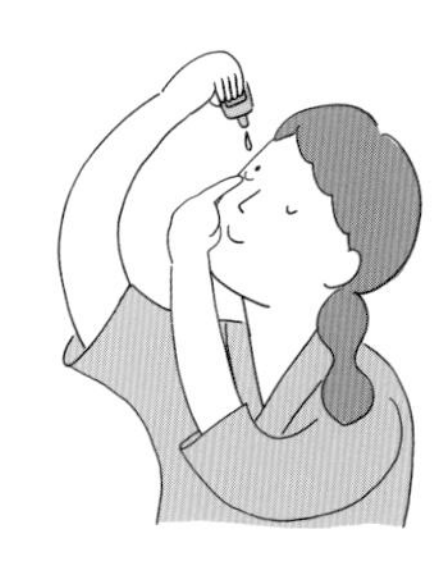
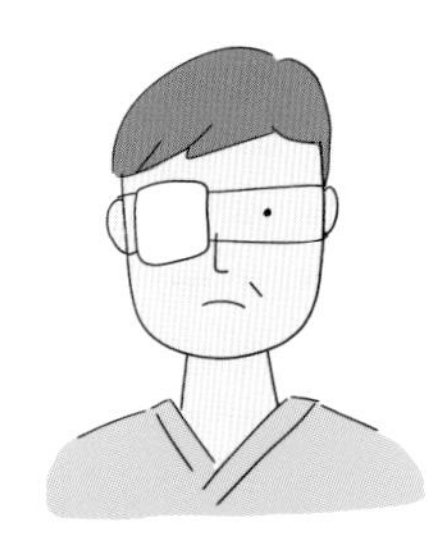
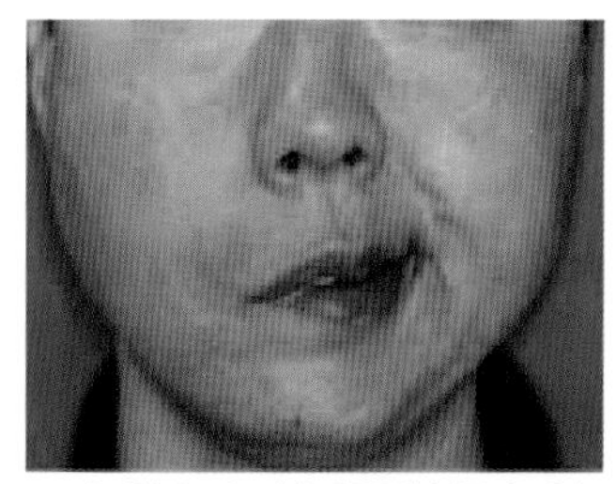

口角挙上時（右顔面神経麻痺）

- 麻痺に対するリハビリは、患者の判断で行うと病的共同運動*を起こすなど後遺症が出やすくなるため、リハビリ専門職の介入が望ましい。

＊病的共同運動：口を動かすと同時に目が閉じてしまうなど、意図しない表情筋も一緒に動いてしまう症状

- 顔面神経麻痺はボディイメージの変容が生じるため、術前・術後に医師からどのように説明を受けているのかを把握し、精神面のケアも大切である。

### 唾液瘻の対応

- 耳下腺は被膜に覆われているが、手術でその被膜を切開するため、創部に唾液がもれることによって唾液瘻（だえきろう）が発生する。食後にドレーンから透明・泡状排液が増加したり、ドレーン抜去後は創部が腫れ、波動を触れたりすることで確認される。
- ドレーンがあるときは、創部を圧迫することで自然に軽快する。ドレーンがないときは、貯留した唾液を穿刺吸引した後、圧迫する。
- 圧迫で軽快しない場合は、絶食やドレーン再留置することもある。

### 耳掃除に注意

- 創部周囲は知覚が低下する。大耳介神経が麻痺すると、耳介の知覚も低下する。術後１年程度で軽減することが多い。外耳道の感覚も低下するため、特に耳掃除の際に外耳道を損傷しないように注意をうながす。

# 3 口腔癌

解剖 p.6 参照

## ぎゅっとまとめシート

- ☑頭頸部癌で最も多く、喫煙、義歯の不具合、口腔内不衛生などがリスク因子である。
- ☑好発年齢は 60～70 代だが、若年者にも発症する。
- ☑頸部リンパ節に転移しやすい。
- ☑治療の柱は手術治療である。再建術が必要な場合もある。
- ☑術後は、構音障害、嚥下障害、創部出血に注意する。

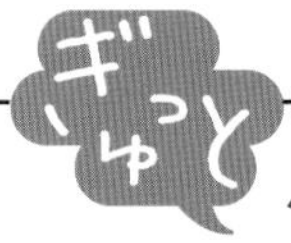


## ポイント

**症状・所見**

- 改善しない口内炎、舌痛
- 腫瘍からの出血
- 口腔内の潰瘍
- 義歯の不具合に伴う歯肉からの持続的な出血や痛み
- 上頸部にリンパ節腫脹

**治療**

- 基本は手術
- 進行癌では再建術
- 術後放射線治療（再発リスクが高い場合）
- 術後に構音や嚥下のリハビリ

**看護**

- 痛みのマネジメント
- 構音障害、嚥下障害の観察
- 出血に注意

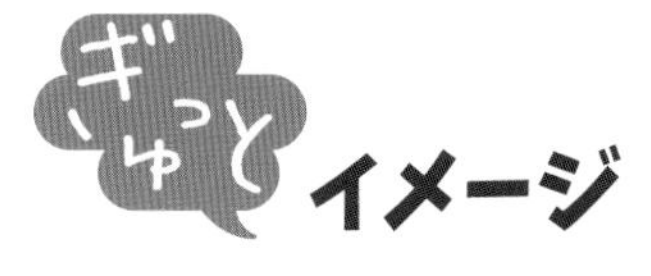


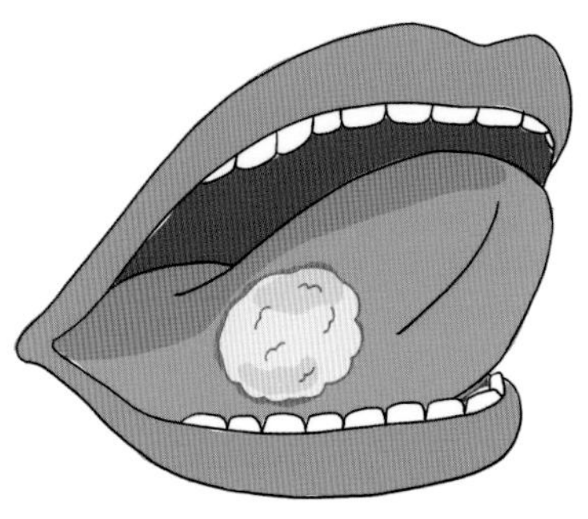

## 症状・所見

- なかなか改善しない口内炎や白苔、歯肉痛や出血、義歯の不具合が主症状である。
- 舌癌では、症状が進行すれば、嚥下障害、構音障害、出血を生じる。
- 上頸部を中心にリンパ節転移をきたしやすい。
- リスク因子は喫煙、飲酒、義歯などの慢性の機械的刺激、口腔内不衛生などである。

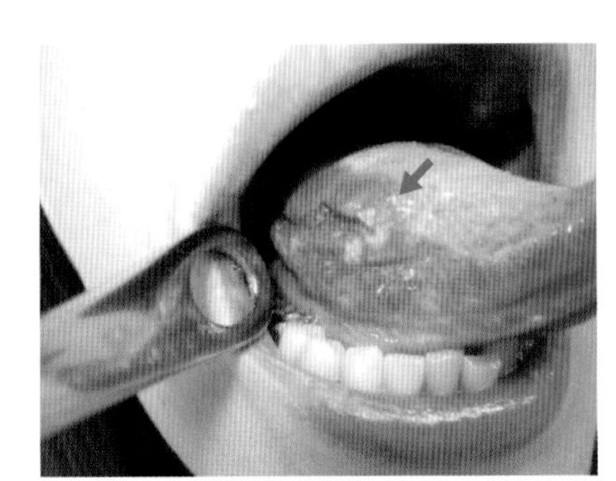

右舌縁に辺縁不整の腫瘍

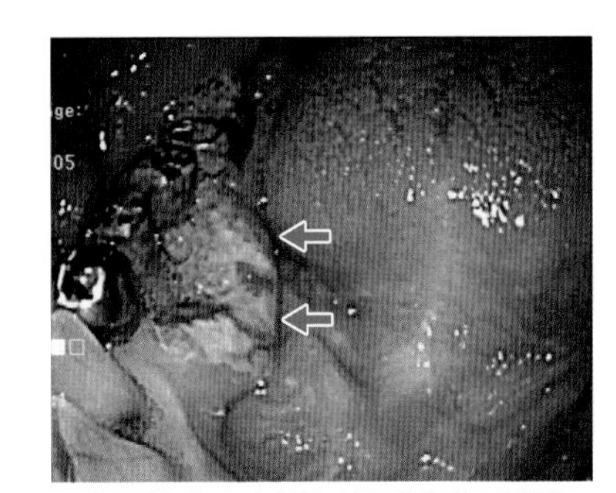

右下歯肉の内側に表面不整の腫瘍

## 診断

- 口腔内の視診で容易に確認可能であり、生検術で確定診断する。
- CT や MRI で腫瘍の広がりを検討する。
- 下歯肉癌では、CT で下顎骨の 3D 構築や、歯科のパノラマ写真も有用である。
- リンパ節転移が疑われる場合は、頸部エコーガイド下に穿刺吸引細胞診を施行する。

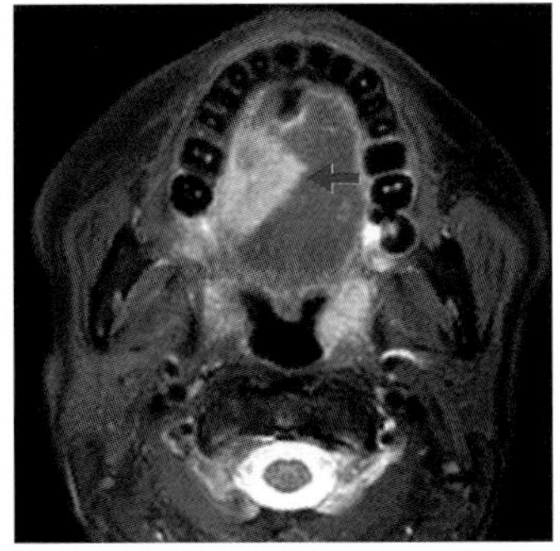

MRI　舌右側に舌癌の浸潤がある。

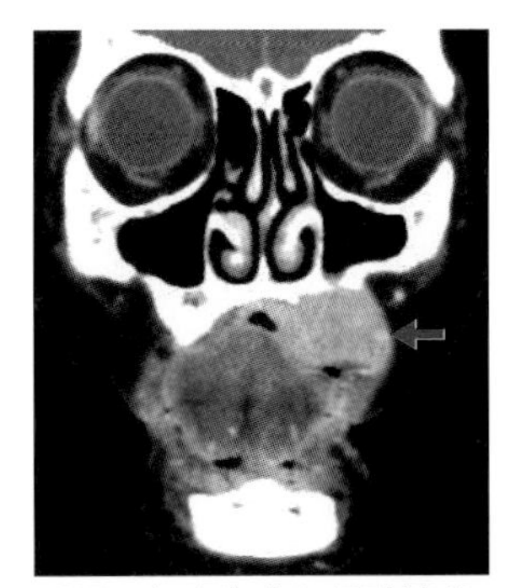

CT　左上歯肉に骨破壊像を伴う腫瘍

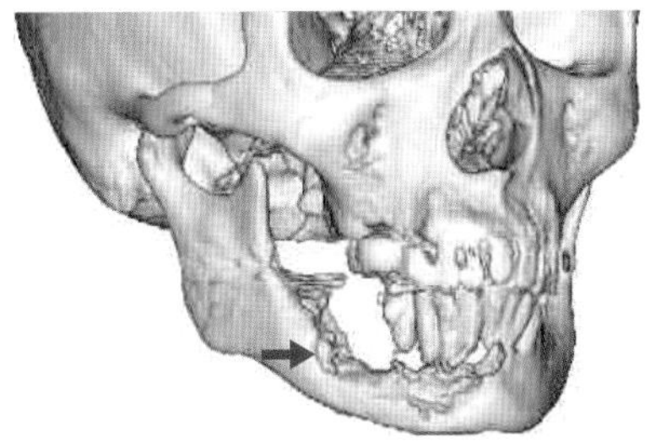

3DCT　下歯肉癌で下顎骨の浸潤像

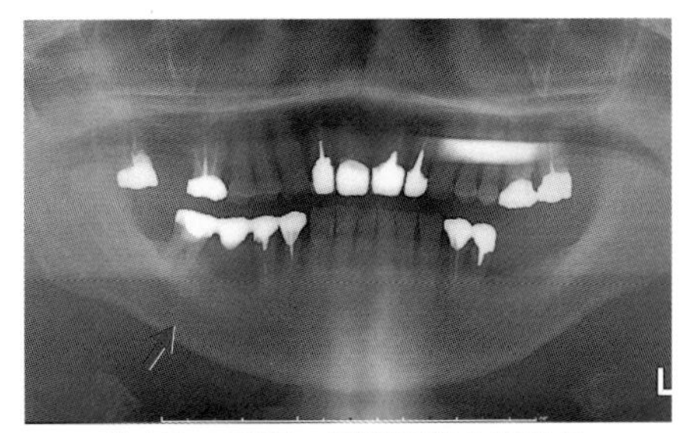

**パノラマ写真**　骨透過像を認める。

### 口腔癌の疫学

- 男性：女性＝6：4
- 60〜70代にピークがあるが、20〜30代以降の比較的若年者でも罹患がある。
- **舌癌が半数以上**を占め、下歯肉、上歯肉、頬粘膜、口腔底の順に多い。2018年頭頸部悪性腫瘍登録より

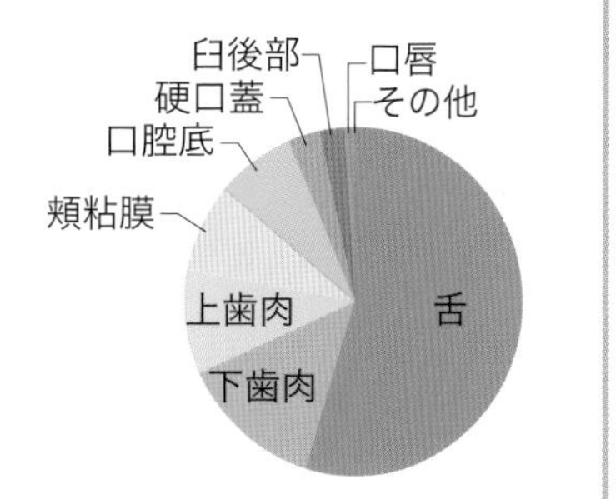


## 治療

- 治療の柱は、**手術治療**であり、腫瘍に正常組織をつけて少し大きく切除する。
- 早期癌では口腔内からの切除が可能である。
- 頸部リンパ節転移がある場合には**頸部郭清術**を施行する。転移のリスクが高い場合に予防的に頸部郭清術を施行する場合もある。
- 術後放射線治療：再発のリスクが高い場合に施行する。

### 再建術

- 進行癌では切除部位が広範囲になり、**嚥下**や**構音**に影響するため、**再建術**が必要になる。再建組織としては、腹直筋皮弁、外側大腿皮弁、腓骨皮弁などを用いる。その際は、術後に気管切開術を要するが、嚥下機能が改善したら、気管孔の閉鎖は可能である。
- **再建組織は形を再建できても、知覚や機能は残らない**ため、術後は残存できた組織の機能を活用して、嚥下や構音の**リハビリ**を考慮する。

**再建舌安静時**

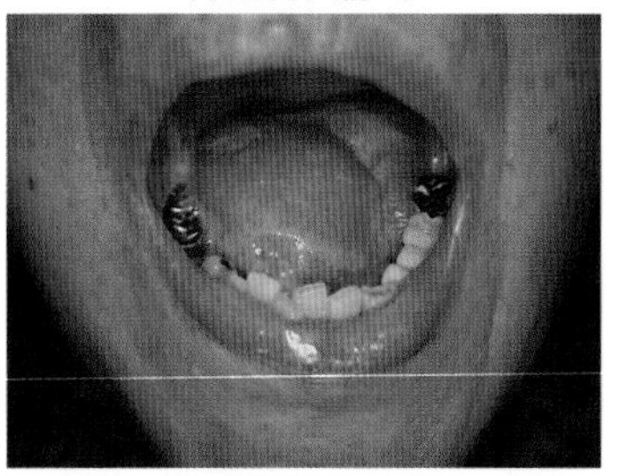

**再建舌挺舌時（舌を前に出したとき）**

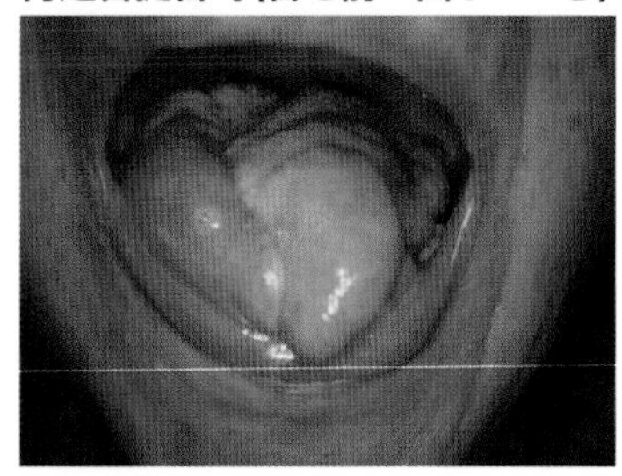

右側2/3を腹直筋で再建しており、形は元通りであるが動かない。一方で、舌の左1/3は動いていて、日常の会話や経口摂取は問題がない。

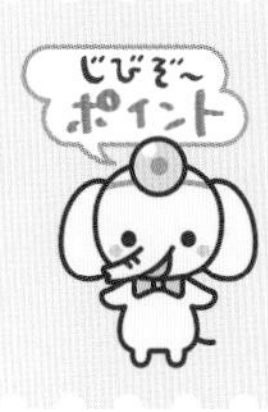


**難治性の口内炎には要注意**

- 口内炎は通常、ステロイドの軟膏で1〜2週間程度で軽快する。
- それ以上に長引く口腔内の炎症は悪性腫瘍を疑う必要がある。

## 看 護

### 疼痛緩和コントロール

- 口の中の癌は痛みを伴うことが多いため、術前から痛みのアセスメントを行い、鎮痛薬の使用など**積極的に痛みの緩和**を図る。
- 術後は癌による痛みは消失するが、創部の痛みに対してアセスメントする。

### 口腔ケアの指導

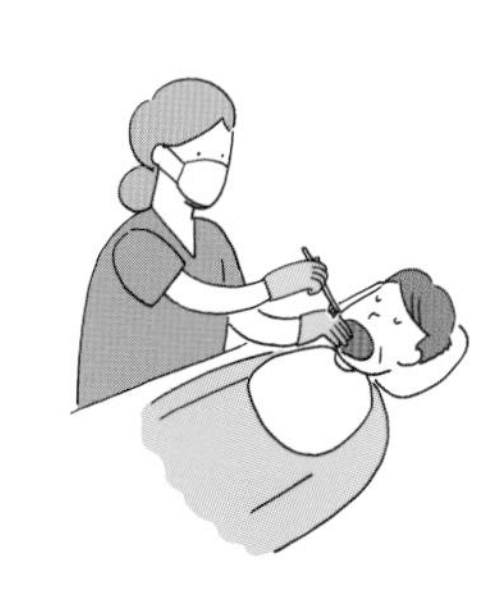

- 感染予防のため、早期から口腔ケアを指導する。
- 歯科医や歯科衛生士の介入を積極的に進める。

### 遅発性の出血にも注意

- 開放創の場合、切除した舌からの**出血は、術直後が最も多い**。
- さらに術後1週間前後で、創部のかさぶたがはがれるときにも出血する場合があるため注意する。

### 誤嚥性肺炎に注意

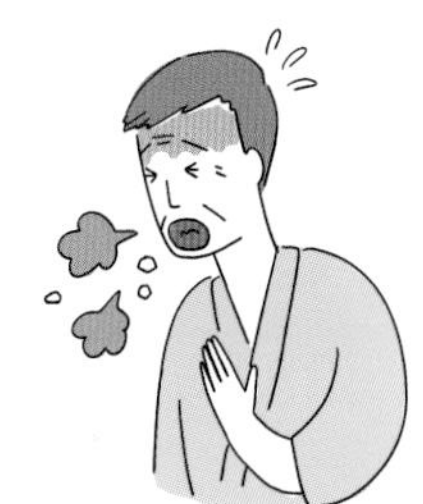

- 切除部位が大きくなるほど、嚥下障害も起こりやすくなり、誤嚥するリスクが高くなる。嚥下後のムセや食塊の口腔内での残留、呼吸状態などを観察し、**肺炎の予防**に努める。
- 発熱や湿声にも注意する。

#### 嚥下・構音のリハビリ

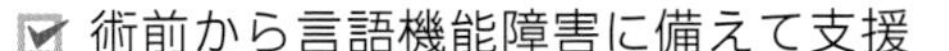

☑ 術後の機能障害は多職種で支援

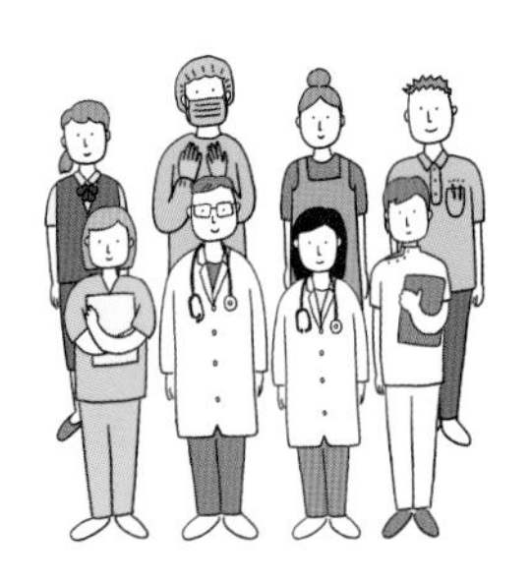

術後は嚥下機能・構音機能・運動機能の障害の程度に応じて、早期から栄養士や言語聴覚士、理学療法士など多職種による支援が重要となる。多職種が協力して支援できるよう調整し、情報共有に努める。

☑ 術前から言語機能障害に備えて支援

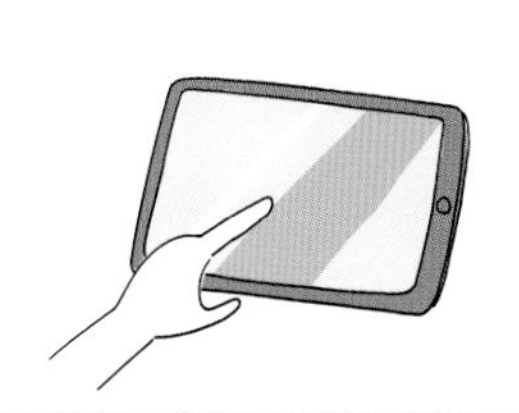

術式により言語機能への影響はさまざまであるが、舌を切除すると話しづらくなるため、術後の意思伝達方法について術前から患者と話し合い、不安の軽減に努める。筆談具として、ホワイトボードや文字盤があるが、スマホやタブレットも柔軟に活用するとよい。

# 4 咽頭癌、喉頭癌

解剖 p.7 参照

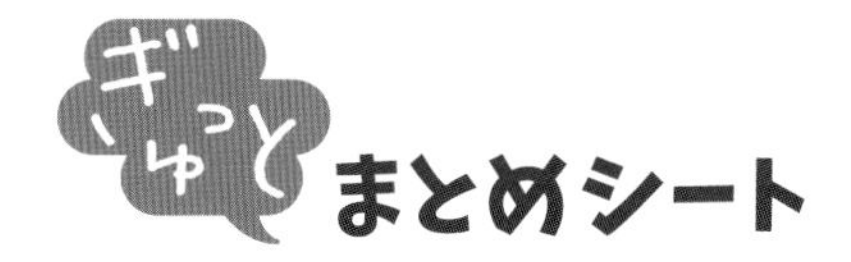


- 上咽頭癌はEBウイルス、中咽頭癌はHPVと喫煙・飲酒、下咽頭癌は飲酒・喫煙、喉頭癌は喫煙・飲酒がリスクである。
- 治療の柱は手術もしくは（化学）放射線治療である。
- 嚥下機能、発声機能、構音機能の温存と治療のバランスがカギである。

## ギュっと ポイント

**症状・所見**
- 嗄声
- 咽頭痛
- 血痰
- 嚥下困難
- 鼻閉、耳閉感、複視（上咽頭癌の場合）

**治療**
- 経口的切除術
- （化学）放射線治療
- 拡大切除（再建術）
- 再発時の薬物療法

**看護**
- 呼吸状態の変化に注意
- 疼痛の状況（いつ痛みが増強するか）
- 食事摂取状態（食事形態、誤嚥の有無）
- 出血の有無（血痰、鼻血）

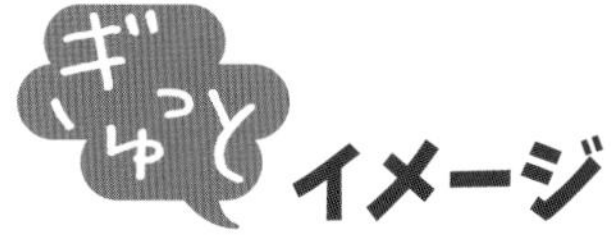


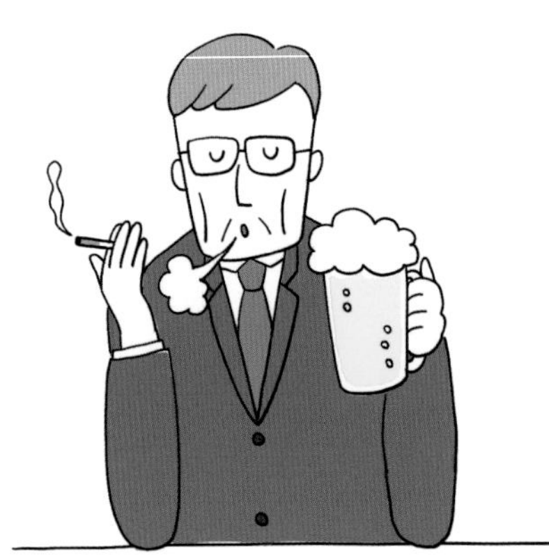

## 症状・所見

- 経鼻内視鏡で診断可能であるが、確定診断には生検が必要である。
- 頸部リンパ節転移をしやすい。
- 発声・構音機能、嚥下機能に考慮しながら、治療を計画する。
- エコー検査、穿刺吸引細胞診、CT、MRI、PET-CT などで治療方針を決定する。
- 治療の柱は、手術治療もしくは放射線治療で、薬物治療は補助的役割である。
- 飲酒、喫煙によって発症しやすい重複癌（食道癌、肺癌など）の存在に注意する。

### 上咽頭癌

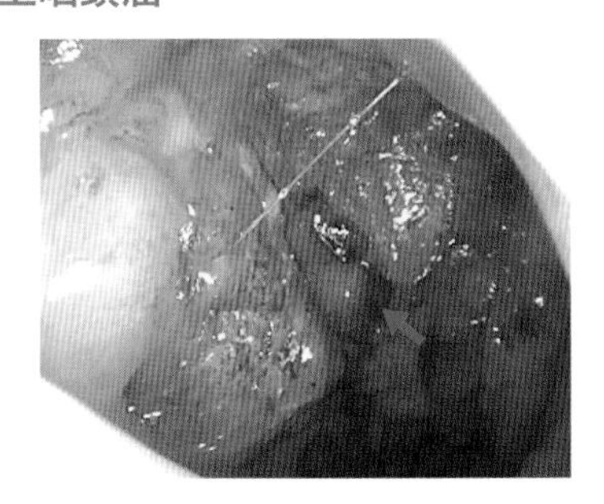

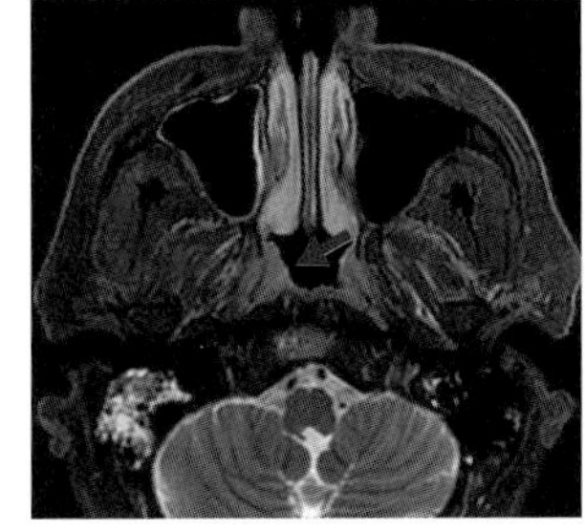

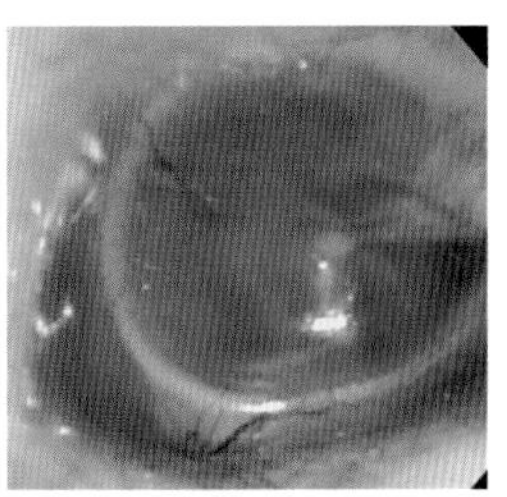

滲出性中耳炎の鼓膜

- 上咽頭癌では特に脳神経症状の有無を確認する。大人の滲出性中耳炎には注意！

**症状**：鼻閉、血痰、頭痛、耳閉感（滲出性中耳炎）、脳神経症状（複視：外転神経や動眼神経、顔面感覚障害：三叉神経、への影響）、頸部リンパ節腫脹（上〜後頸部）など

**原因**：ヘルペスウイルスの一種であるEB ウイルスが関与

**治療**：（化学）放射線治療を施行する。（化学）放射線治療の感受性は比較的良好。手術は基本的に困難な場合が多い。

**特徴**：広範囲の放射線治療が必要なため、治療中のケアが重要である。

### 中咽頭癌

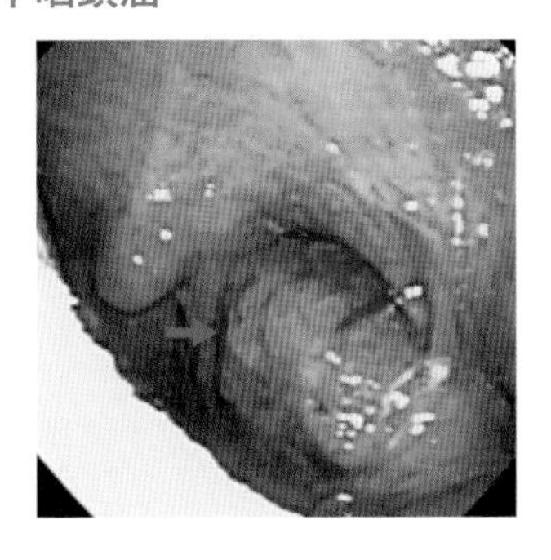

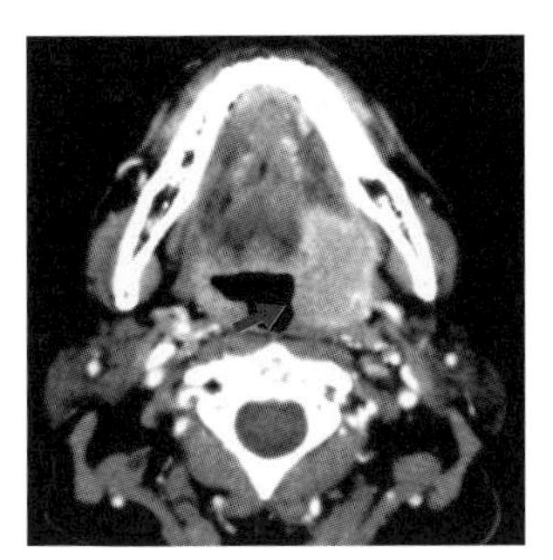

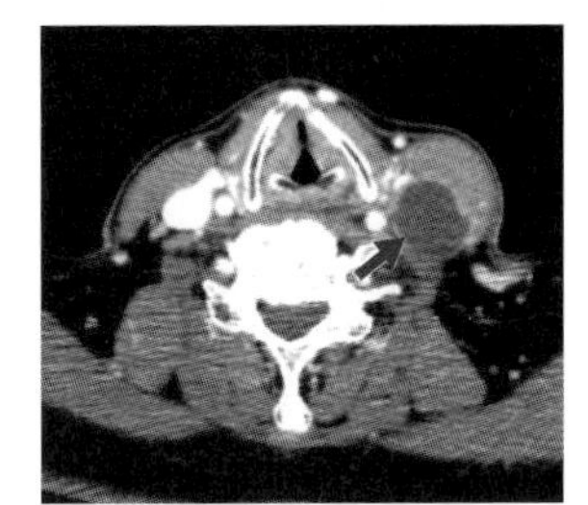

膿瘍性リンパ節腫脹

- 中咽頭癌ではヒトパピローマウイルス（HPV）由来（p16 陽性）か、喫煙飲酒由来かの確認が重要であり、それにより病期が変わる。

**症状**：咽頭痛、頸部リンパ節腫脹、血痰など

**原因**：喫煙、飲酒、HPV。HPV による癌は側壁型（口蓋扁桃原発）が多い。

**特徴**：男性＞女性、60 歳以上が多いが、HPV 関連では40〜50 代でも発症。HPV

関連中咽頭癌は増加している。転移リンパ節が嚢胞形成することがある。

**治療**：（化学）放射線治療、手術（嚥下機能に影響が出る場合には再建手術を要する）、再建組織としては外側大腿皮弁や前腕皮弁などを用いる。**治療後の嚥下機能**が問題となる。

### 下咽頭癌

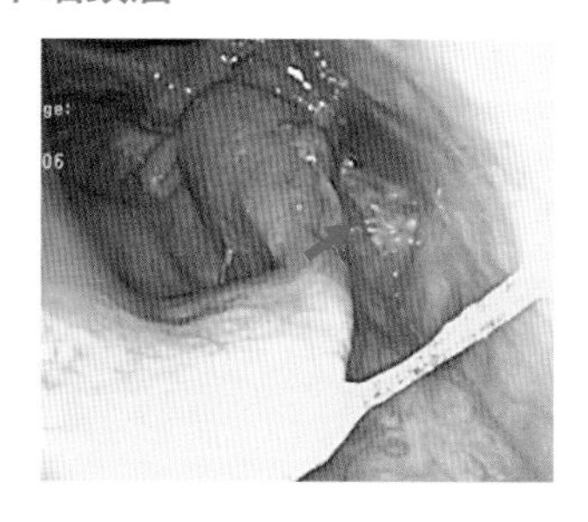

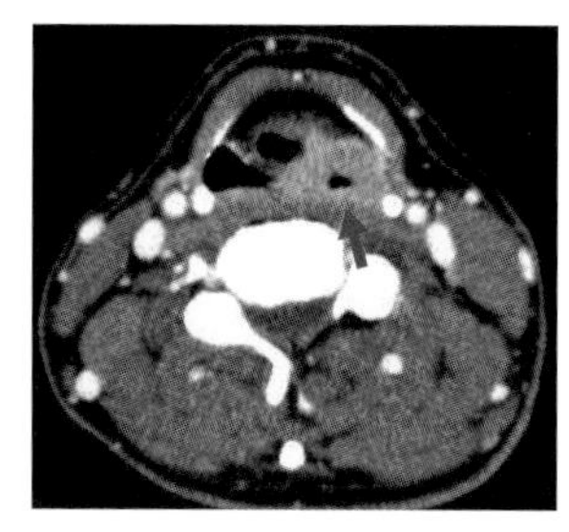

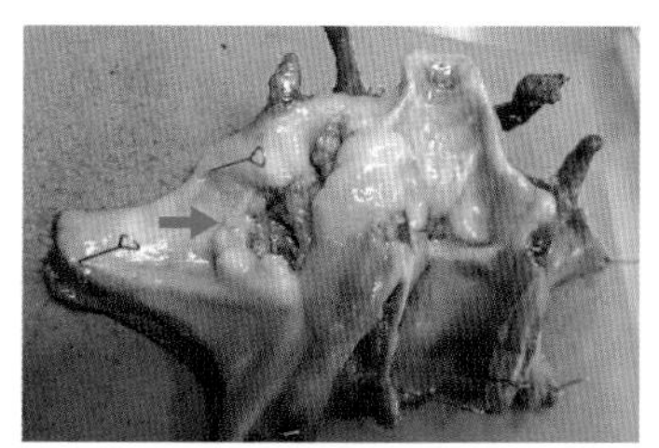

下咽頭喉頭全摘標本

**症状**：嚥下時痛、咽頭違和感、嗄声、頸部リンパ節腫脹。時に耳への放散痛を訴えることがある。

**原因**：飲酒、喫煙

**特徴**：男性＞＞＞女性、上部消化管内視鏡で偶然発見されることが増えている。

**治療**：（化学）放射線治療、早期癌では経口的手術、進行癌では下咽頭喉頭全摘（＋空腸や胃管で再建）。**喉頭機能を温存できるか**がポイント。

### 喉頭癌

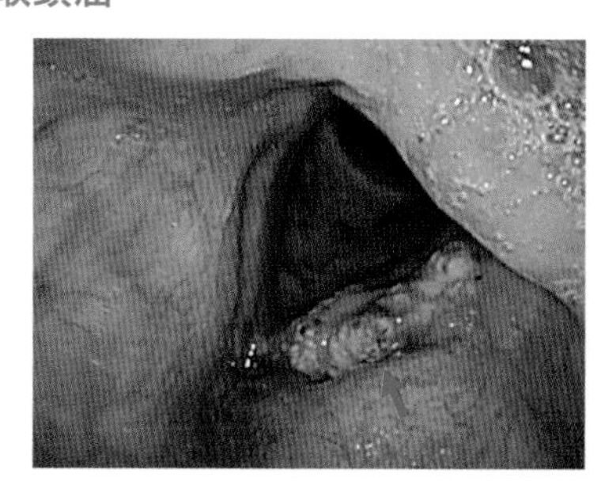

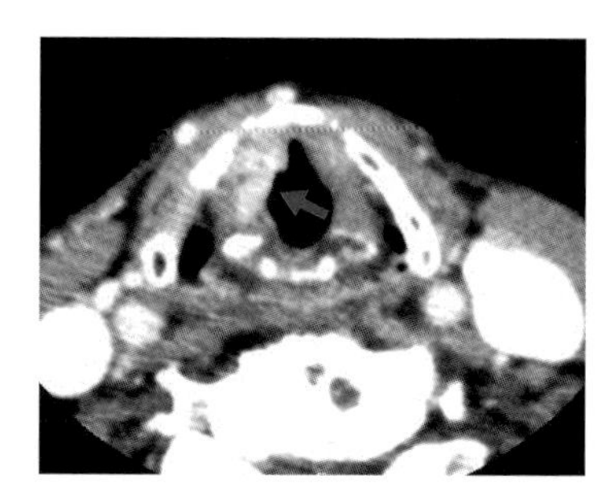

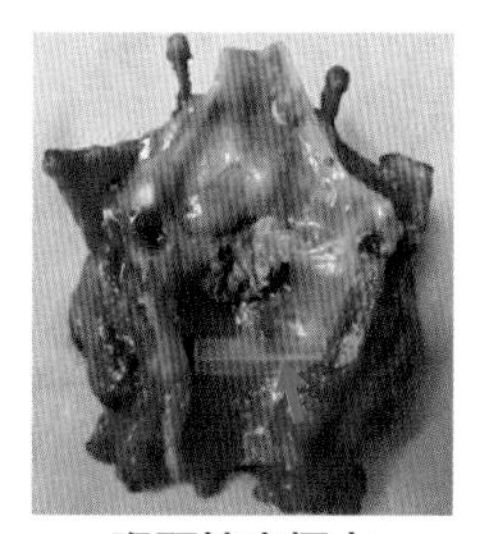

喉頭摘出標本

- 発生する部位で声門癌、声門下癌に分かれる。声門癌は頸部リンパ節に転移しにくく、その他は転移しやすい。

**症状**：声門癌は早期から嗄声を生じる。声門上癌は早期の症状が乏しく、進行すれば嚥下時痛・呼吸困難を生じる。

**原因**：喫煙、飲酒

**特徴**：男性＞＞＞女性、気道狭窄症状があれば、治療前に気管切開が必要になることがある。

**治療**：（化学）放射線治療、経口的手術、喉頭全摘出術。**癌の根治と喉頭機能の温存の両立**が治療の最大のポイントである。

## 看護

- 禁煙指導、節酒指導：手術前から**禁煙指導**をする。喫煙は術後肺炎などの合併症のリスクになるので、退院時に退院後の禁煙、節酒指導を行い、再発予防を促す。
- 術前術後の口腔ケア（p.149 参照）

### 経口的切除術後の看護

- 喉頭浮腫：静脈やリンパ管の還流障害でも喉頭浮腫を起こす。呼吸状態に注意し、**呼吸困難感や $SpO_2$ 値の変化、嗄声やふくみ声など声の変化**にも注意する。
- 術後創部の痛みや出血：術後創部の痛みがあれば、**食前に鎮痛薬**などを考慮する。創部出血にも注意する。
- 食事量の管理と誤嚥性肺炎：喉頭温存すると術後は**誤嚥のリスク**がある。血液検査の炎症所見や発熱、呼吸音に注意する。水分で誤嚥しやすいため、とろみをつけたり、食事形態を変更したりする。リハビリで言語聴覚士（ST）が介入することがある。

### 頸部郭清術後の看護

- 術後出血：**頸部の腫脹やドレーンの排液量・性状**に注意する。術後の血圧管理も重要である。出血を起こすと頸部痛を起こすことがある。また、**出血により気道狭窄や喉頭の浮腫による呼吸状態の変化に注意**する。
- 喉頭浮腫による気道狭窄に注意する。
- 副神経麻痺：上肢の挙上困難、肩こりを生じる。肩関節のリハビリテーションを行う。
- リンパ漏、乳び漏：リンパ管を損傷してリンパ液が漏れ出すと、ドレーンから黄白色の排液が出る。**絶食と創部の圧迫**で対応するが、改善しなければ、再手術を行う。

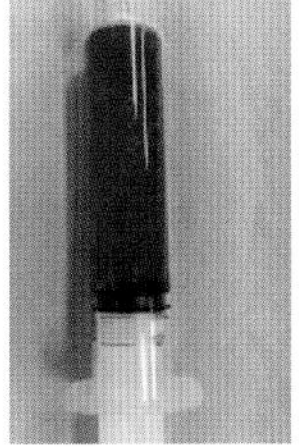
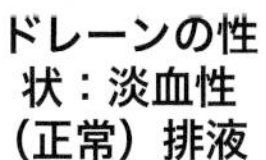

**ドレーンの性状：淡血性（正常）排液**

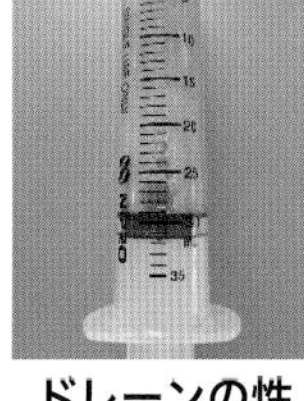

**ドレーンの性状：黄白色（乳び漏）排液**

### 喉頭全摘出術、下咽頭喉頭全摘出術後の看護

- 縫合不全、唾液瘻（だえきろう）：吻合部の縫合不全により唾液が漏れ、感染を起こすことがある。**発熱や血液検査の炎症所見の悪化、皮膚の発赤、頸部痛**などに注意して観察する。術後 1〜2 週間で下咽頭食道造影検査（リークテスト）を行い、問題なければ経口摂取開始となる。
- 栄養管理：食道吻合部の安静のため術後 1〜2 週間、絶飲食で経管栄養で栄養管理する。**胃管の再挿入は創部の離開**につながる可能性があるため、**経鼻胃管の事故抜去**に注意する。
- 血清カルシウム（Ca）、甲状腺ホルモン低下：副甲状腺機能低下による**テタニー症状**（手指、口唇のしびれ）の有無を観察する。Ca 製剤の点滴やビタミン D 製剤の内服を管理する。甲状腺ホルモンの内服も管理する。
- 代用音声、永久気管孔のケア（p.121 参照）

### 再建術の看護

- 再建術直後は、**移植組織への血流を維持することが大切**であり、吻合血管に血栓が生じ、血流障害を生じると、再手術が必要となる場合がある。血栓は術後２～３日以内に起こりやすく、異常の早期発見が大切である。
  動脈血栓：血管の虚脱が起こり、移植組織は青白く表面の張りが低下
  静脈血栓：血液がうっ血し、赤黒くなり、表面の張りは亢進
- 移植組織は、ピン・プリックテストやドップラー血流計を用いての血流を確認する。移植組織を軽く押さえて、退色が戻るか（Capillary refilling）、温かさなども確認する。
- 収縮期血圧を 100mmHg 以上に保ち、吻合血管の血流を維持する必要がある。したがって、血管内脱水による移植組織の血流不全を防ぐために、**水分の In-Out のバランスを確認**する。
- 吻合血管が圧迫されないように体位変換時の頸部圧迫や、気管カニューレの固定紐やドレーンのバッグ紐などで頸を締め付けないように注意する。
- 吻合血管の安静を保つために、手術後はベッド上安静が指示される場合がある（安静度は施設によってさまざまである）。長期臥床により**下肢深部静脈血栓症（DVT）**・**肺血栓塞栓症（PE）**の合併リスクが上がる。適宜、**弾性ストッキングの着用**や**間歇的圧迫装置の使用**で予防する。吻合血管の血栓リスクが低下すれば、早期離床が望ましい。離床前には採血（D ダイマー・FDP）や下肢エコーなどで血栓の有無を評価してから離床を進めていく。
- 採取組織によってケア方法が異なるため、部位に合わせたケアを行う。

**遊離皮弁とその術前術後ケアの注意点**

| | 術前ケア | 術後ケア |
|---|---|---|
| 前腕皮弁 | 採取側での採血・血圧測定・点滴禁止 | 植皮ケア<br>２週間ギプス固定 |
| 前外側大腿皮弁 | 特になし | DVT 予防 |
| 腹直筋皮弁 | 臍処置（感染予防） | 腹帯装着（腹壁瘢痕ヘルニア予防） |
| 腓骨皮弁 | 特になし | ギプス固定・下肢挙上<br>DVT 予防 |
| 肩甲骨皮弁 | 特になし | 肩関節の安静 |

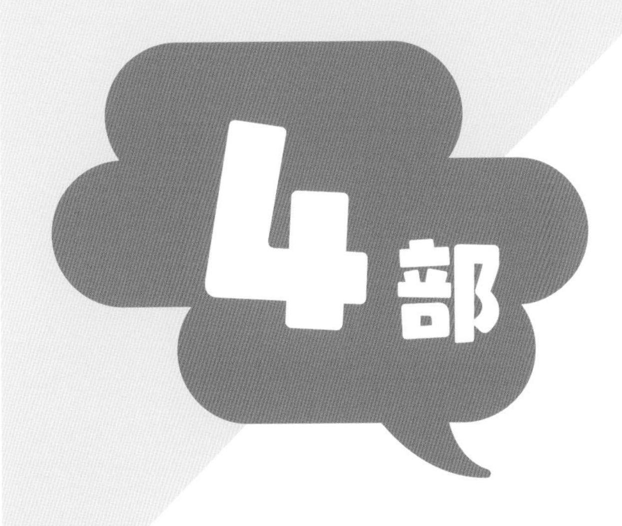


# その他の治療

# 1 放射線治療

## ぎゅっとまとめシート

- 手術治療と同様に局所治療である。
- 早期であれば放射線単独で根治を期待できるが、進行期では薬物治療を併用する。
- 治療中は、口腔咽頭粘膜炎、皮膚炎、唾液分泌低下、味覚障害などに注意する。
- 晩期障害は、唾液分泌障害、嚥下障害、甲状腺機能低下などがある。

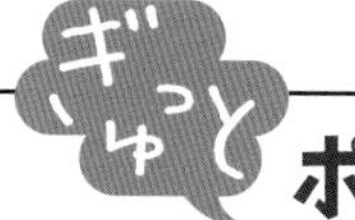


## ポイント

**目的**

- 根治照射：腫瘍の根治
- 術前照射：腫瘍を縮小させて手術
- 術後照射：術後の再発予防
- 緩和照射：疼痛緩和や出血予防

**有害事象**

- 口腔咽頭粘膜炎
- 皮膚炎
- 唾液分泌低下
- 味覚障害
- 嚥下障害

**看護**

- 皮膚ケア
- 口腔ケア
- 疼痛マネジメント
- 飲水・食事のケア

## ぎゅっとイメージ

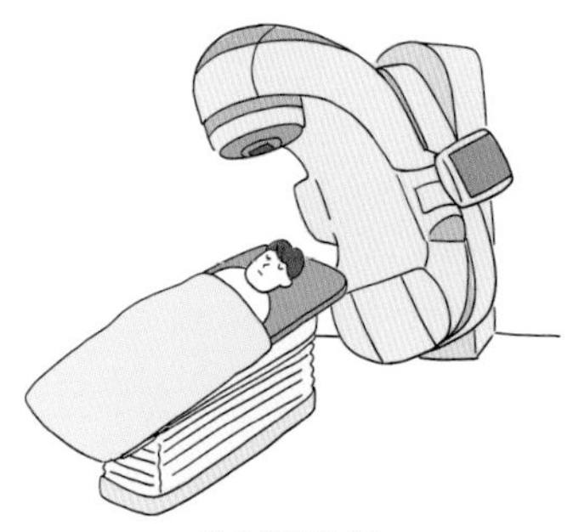
放射線治療

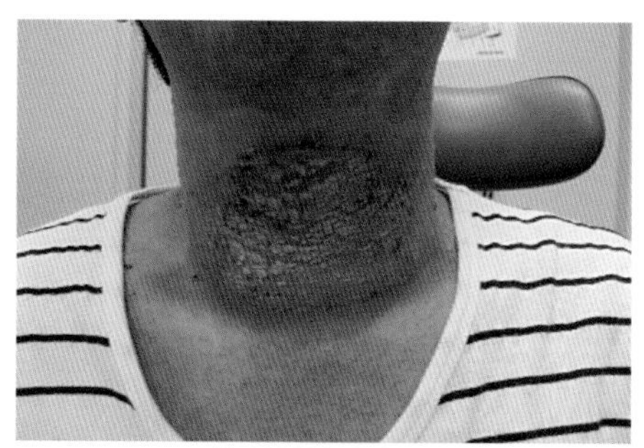
放射線性皮膚炎

## 目的

- 放射線治療は頭頸部がん治療において大きな役割を占める。その目的は、**がんの根治**にとどまらず、術後の**再発予防**、手術不能または再発腫瘍における**疼痛緩和**や**出血予防**などさまざまである。時には手術不能例が手術可能となる場合もある。
- しかし、進行がんにおいては放射線治療で根治が難しい症例も少なくない。

## 治療

- 通常の**根治照射では30〜35回照射**する（6〜7週間かかる）。
- 照射の前半は有害事象の出現が軽度であるが、後半は徐々に有害事象が強くなってくる。
- 放射線の単独治療であれば、通院での治療が可能な場合が多いが、薬物治療を併用する化学放射線併用療法や高齢者で通院が難しい場合には、入院治療となることがある。

### 放射線治療の種類

- エックス線
- ガンマ線
- 陽子線、重粒子線
- 中性子線

### 照射野の設定

- 腫瘍に放射線を集中させ、周囲の正常組織への照射を減らすことで、中枢神経（脳・脊髄）、眼球、内耳、耳下腺、口腔内（舌）などの正常臓器の被ばくを避けて、より強い放射線を腫瘍に照射するために**IMRT**（**強度変調放射線治療**）や**VMAT**（**強度変調回転照射**）などが行われている。

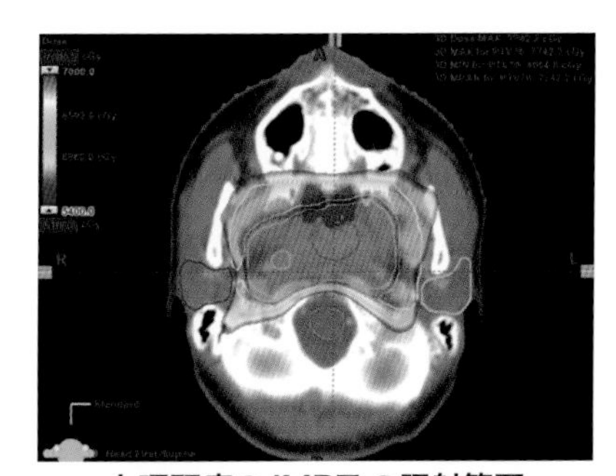

上咽頭癌のIMRTの照射範囲

### 化学放射線併用療法

- 特定の薬剤を併用することで、放射線治療との相乗効果に期待する。
- 治療効果は上がるが、有害事象も強く出現するため、入院での治療を要することが多い。
- 併用する薬剤は、プラチナ系（シスプラチン、カルボプラチン）、抗EGFR薬（セツキシマブ）、代謝拮抗薬（S-1）などがある。

### 有害事象

- 照射範囲によってさまざまな有害事象が出現する。急性期障害と晩期障害がある。

| 急性期障害 | 晩期障害 |
|---|---|
| 治療開始後約 1 か月に出現し、治療終了後約 1 週間でピークとなり、照射終了後約 2〜3 週間持続する。<br>・粘膜炎に伴う咽頭痛<br>・皮膚炎<br>・唾液分泌障害による口渇<br>・味覚障害 | 治療終了後数か月から年単位を経過してから発現することもある。<br>・嚥下障害<br>・皮膚の硬化<br>・甲状腺機能低下<br>・放射線性骨髄炎、骨壊死<br>・放射線誘発癌 |

#### 光免疫療法と BNCT

- 光免疫療法：がん細胞に結合する抗体薬を投与し、近赤外線レーザー光を当てる治療法である。
- BNCT（ホウ素中性子捕捉療法）：中性子とホウ素の核反応を利用して、正常細胞にほとんど損傷を与えず、がん細胞のみを選択的に破壊する治療法である。

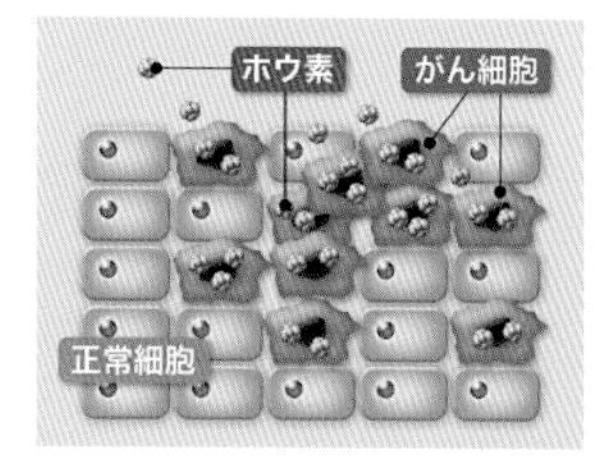


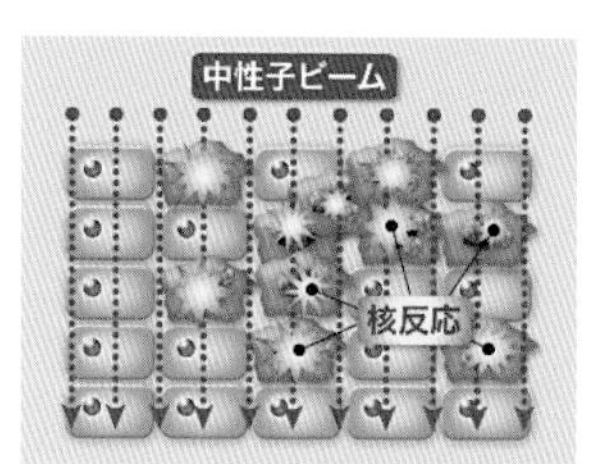


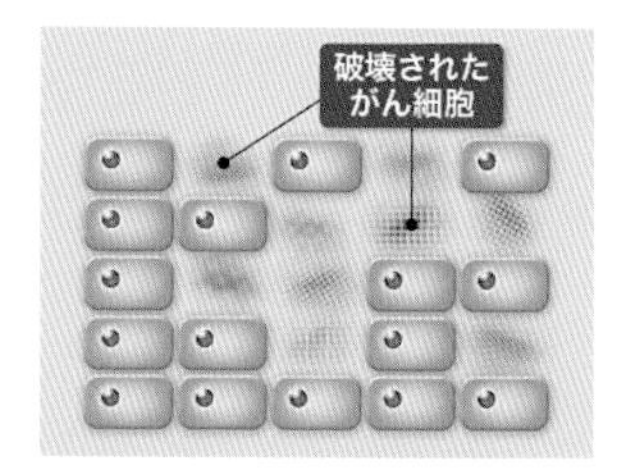


筑波大学附属病院 放射線腫瘍科 HP より

## 看 護

### 皮膚ケア

- 皮膚炎は 20〜30Gy 照射後から現れ、放射線治療終了後 1 週間をピークに 1 か月ほど症状が続く。皮膚炎の予防に、照射部位皮膚の清潔と保護、保湿を行う。

| 清潔 | 保護 | 保湿 |
|---|---|---|
| • 洗浄剤をよく泡立てて優しく洗い、こすらない<br>• 洗浄剤はよく洗い流す | • 拭くときはこすらず押さえて拭く<br>• 衣服がこすれないように、ゆったりとしたもの、刺激が少ない素材を選ぶ<br>• 照射部位に絆創膏を貼らない<br>• 衣服やスカーフ、帽子、日傘などで直射日光を避ける | • 医師が処方する保湿剤や軟膏を使用<br>• 薬剤は入浴後などに塗布し、照射前は塗布しない |

### 口腔ケア

- 口腔粘膜炎の予防に、口腔内の清潔、保湿がとても重要である。
- 放射線治療前に歯科受診し、口腔粘膜の状態を毎日観察する。
- 歯みがき、入れ歯のケアを毎食後と寝る前に入念に行う。
- 粘膜保護剤入りの含嗽や、乾燥が強い場合は口腔保湿剤や唾液製剤が有効なことがある。
- 唾液分泌障害は、治療中だけでなく治療後も長期持続する。

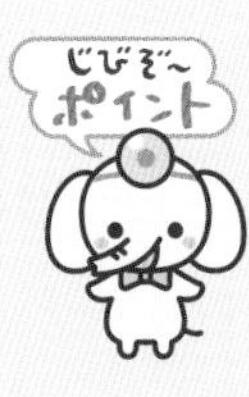


**口腔ケア**

- **頭頸部がんの放射線治療では、口腔咽頭粘膜に放射線が当たることで創部感染や誤嚥性肺炎のリスクが上がるため、治療前からの口腔ケアが重要である。**

### 疼痛マネジメント

- 皮膚炎や口腔粘膜炎がひどくなり疼痛が悪化すると治療の継続に支障をきたすことがある。
- 毎日疼痛を観察し、程度に応じて局所麻酔剤入りの含嗽薬、NSAIDsやアセトアミノフェンなどの鎮痛薬を使用する。疼痛が強い場合はオピオイドを使用する。

### 飲水・食事のケア

- 口腔・咽頭粘膜炎による疼痛や味覚障害で飲水・食事摂取に苦痛を伴い、摂取量が低下する。
- 飲水・食事量や栄養状態の観察と、食事の工夫を行う。

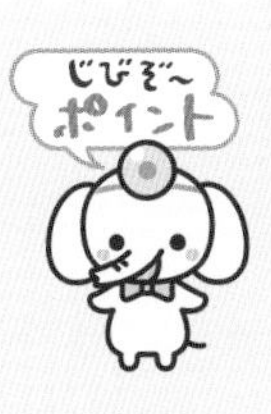


**お勧めの食べもの**

- **やわらかく刺激が少ないもの**
- **栄養補助食品など**

**避けるほうがよいもの**

- **酸味や辛味が強いもの**
- **硬いもの**
- **熱いもの、冷たいものなど**

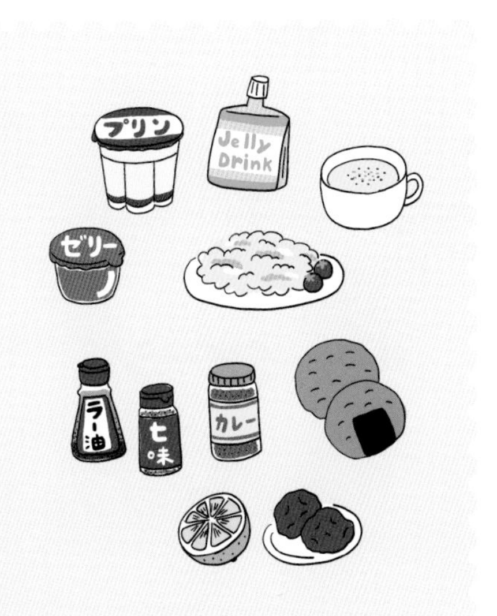

# 2 がん薬物療法

## ぎゅっとまとめシート

- 薬物療法は補助的な役割である。基本的には薬物療法だけで頭頸部がんの根治は困難である。
- 目的は、腫瘍の縮小、放射線治療との相乗効果、再発の予防、その後の治療方法の決定などさまざまである。
- 殺細胞性の抗がん薬、分子標的薬、免疫チェックポイント阻害薬などがある。
- 外来通院で投与できる薬物療法が増えている。

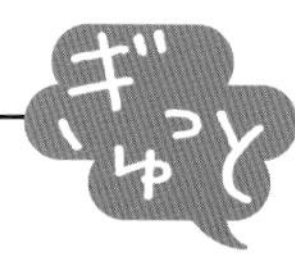

## ぎゅっとポイント

| 主な薬物 | 有害事象 | 看 護 |
|---|---|---|
| ▶ 殺細胞性抗がん薬 | ▶ 食欲不振 | ▶ 副作用の観察 |
| ▶ 分子標的薬 | ▶ 間質性肺炎 | ▶ 支持療法 |
| ▶ 免疫チェックポイント阻害薬 | ▶ 皮疹 | ▶ セルフケア指導 |
| | ▶ 口内炎 | |
| | ▶ 免疫関連症状 | |
| | ▶ 骨髄抑制 | |
| | ▶ 腎機能障害 | |

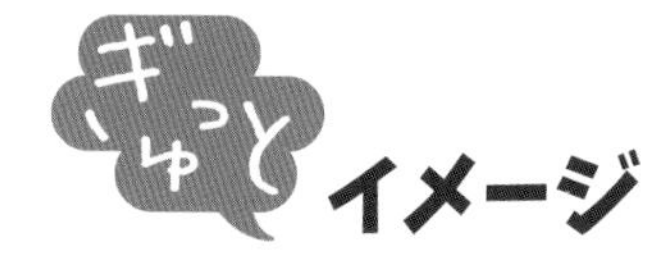


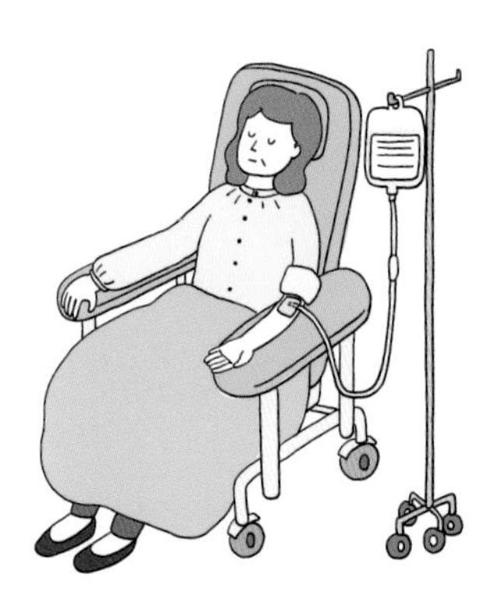

## 薬物療法

### 目的

- 薬物療法は手術や放射線治療と違い、全身に効果をもたらす。
- 目的は、腫瘍の縮小、放射線治療との相乗効果、再発の予防、その後の治療方法の決定などさまざまである。
- 薬物療法のみで頭頸部がんの根治は困難である。

### 種類と副作用

- 薬によって投与方法と有害事象の出現はさまざまである。（iv：点滴、po：内服）

| | 薬品名（投与方法） | 主な有害事象と注意点 |
|---|---|---|
| 殺細胞性抗がん薬 | プラチナ系<br>シスプラチン（iv）<br>カルボプラチン（iv） | 副作用：食欲不振、下痢、骨髄抑制、腎機能障害、末梢神経障害、アレルギー症状など<br>注意点：大量の点滴が必要なため、心不全に配慮する。 |
| | 代謝拮抗薬<br>5-FU（iv）<br>S-1（po） | 副作用：口内炎、食欲不振、下痢・軟便、色素沈着、涙道障害<br>5-FU による口内炎　S-1 による色素沈着 |
| | タキサン系<br>ドセタキセル（iv）<br>パクリタキセル（iv） | 副作用：骨髄抑制、食欲低下、嘔気、脱毛、関節痛、アレルギー症状など |
| 分子標的薬 | 抗 EGFR 抗体薬<br>セツキシマブ（iv） | 副作用：インフュージョンリアクション（IF）（特に初回投与時）、ざ瘡様皮疹、爪囲炎、皮膚乾燥、間質性肺炎など<br>ざ瘡様皮疹は皮膚の露出部に好発する。 |
| | マルチキナーゼ阻害薬<br>レンバチニブ（po）<br>ソラフェニブ（po） | 甲状腺髄様癌や、切除不能再発甲状腺癌に適応の分子標的薬<br>副作用：高血圧、蛋白尿、食欲不振、手足症候群、全身倦怠感 |
| 免疫チェックポイント阻害薬 | ニボルマブ（iv）<br>ペムブロリズマブ（iv） | 癌に対する免疫反応を亢進させる薬剤<br>通常の抗がん薬に比べて、副作用は少ないが、通院で投与することが多いため、患者の自己管理が必要である。<br>副作用：間質性肺炎、下痢、甲状腺機能異常、劇症型糖尿病、下垂体機能低下など |

## 治療

### 治療効果の判定

- 治療前後で標的となる病変の大きさを測定し、効果があれば続行する。効果が乏しい、もしくは効果以上に有害事象が強い場合には薬剤の変更を考慮する。

- 効果判定は、以下で評価する。

| | | |
|---|---|---|
| CR（Complete Response） | 完全奏効 | 腫瘍が消失もしくは腫瘍径 10mm 未満 |
| PR（Partial Response） | 部分奏効 | 腫瘍が 30%以上の縮小 |
| SD（Stable Disease） | 不変 | PR 以上 PD 未満 |
| PD（Progression Disease） | 増大 | 腫瘍が 20% 以上の増大、新規病変の出現 |

### 有害事象の判定

| | |
|---|---|
| Grade1（軽症） | 軽度の症状あり、または臨床 / 検査所見の軽度異常で治療を要さない |
| Grade2（中等症） | 局所的 / 非侵襲的治療を要し、身の回り以外の日常生活に制限をきたす |
| Grade3（重症） | 直ちに生命を脅かさないが、入院または入院期間の延長を要する |
| Grade4 | 生命を脅かす、緊急処置を要する |
| Grade5 | 死亡 |

**外来化学療法センター**

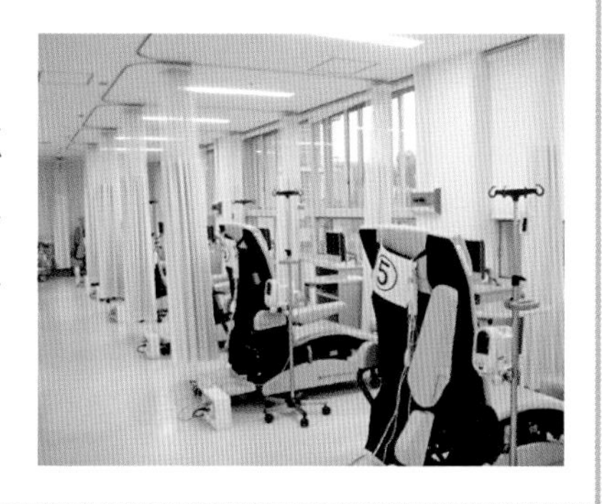


- 外来で投与可能な薬物治療が増加し、がん拠点病院などでは、がんに対する薬物療法を専門にした外来化学療法センターを有する施設が増えている。
- がんの治療中も、元々の生活を極力維持できるような工夫がされている。

## 看 護

- がん薬物療法では、使用する薬剤の種類によって副作用が異なる。それぞれの副作用に応じた支持療法やケア、患者自身によるセルフケアが必要となる。

### 食欲不振へのケア

- 食べられるものを少量ずつ、食べられるタイミングで摂取してもらう。果物や麺類、ゼリー、アイスクリームなど食べやすい食品を勧める。
- 栄養補助食品の情報提供なども行う。

### 口腔粘膜炎へのケア

- 口腔粘膜炎の予防と悪化の防止に口腔ケアは重要である。治療前からしっかり指導し、継続できるように支援する。
- 口腔内の乾燥や痛み、潰瘍、出血などが出現した際は、酸味や辛味など刺激が強いものを避け、やわらかいもの、常温の食事など、食事内容を工夫する。

### 腎機能障害へのケア

- プラチナ系抗がん薬で起こりやすい。
- 尿量や排尿回数、濃縮尿など尿の変化を記録に残すなど、前もって指導する。
- 手足の浮腫、体重の変化を観察する。
- 水分摂取量を確認し、制限がない場合は水分摂取を促す。

### 皮膚障害へのケア

- 抗 EGFR 抗体薬の副作用で、ざ瘡様皮疹、爪囲炎、皮膚乾燥が起こりやすい。
- ざ瘡様皮疹は頭部や顔面、頸部、胸部、背部、腕・脚などに出現する。背部など患者自身で気づきにくいところもしっかり観察する。
- 症状が出現する前から清潔・保護・保湿のスキンケアを継続することが大切であり、石鹸はよく泡立てて使い、カミソリを使用しない、日焼けを避けるなど日常生活のポイントを具体的に指導する。



### 手足症候群へのケア

- 手足の違和感、痛み、皮膚の発赤やひび割れ、角化、水疱などないか観察する。
- ヘパリン類似物質など保湿剤による保湿、手足の刺激や負担を軽減するために、ゴム手袋を装着、圧迫しないクッション性の良い靴を勧める。

### 過敏症（アレルギー、インフュージョンリアクション）の対応

- 薬剤への過敏反応であるアレルギーや分子標的薬のインフュージョンリアクション（IF）に注意して観察し、出現時は抗がん薬をすぐに中止し、応援を呼ぶ。IF とは、投与中または投与後 24 時間以内に起こる投与時反応のことで、悪寒・戦慄・発熱・頭痛などのアナフィラキシー様症状が出現する。
- 前もって患者に IF の症状を説明しておくことも大切である。

### irAE（免疫関連有害事象）の対応

- 口喝、多飲、めまい、動悸、下痢、血便などさまざまな免疫反応が出現する。
- 発現頻度は低いが、短期間で重篤化しやすいので、症状出現時は見過ごさずに速やかに受診するよう患者に指導しておく。治療日記の作成や、副作用症状の一覧を普段目に付くところに置くなどの工夫を、患者と一緒に考えるとよい。

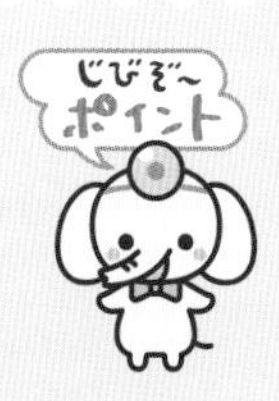


**抗がん薬のイメージ**

- 「抗がん薬」と聞くと、脱毛や激しい嘔吐のイメージを持っている患者がいまだに多い。
- 患者の誤解を解いて、患者が適切に副作用に対処できるよう説明しておくことが大事である。
- 患者に必要な情報を提供できるよう薬剤の知識も知っておく。

# 3 頭頸部がんの終末期

## ぎゅっと まとめシート

☑ 頭頸部がんの終末期は、さまざまな症状や苦痛が出現するため緩和ケアが重要となる。

☑ がん疼痛に加えて上気道閉塞、呼吸困難などの症状や、発声機能低下に伴うコミュニケーションの障害、ボディイメージの変化、腫瘍の皮膚浸潤（出血、滲出液、臭気）、長期的な摂食困難などへの対応が必要である。

☑ 緩和ケアは患者だけでなく家族に対しても行い、家族のつらさも和らげる。

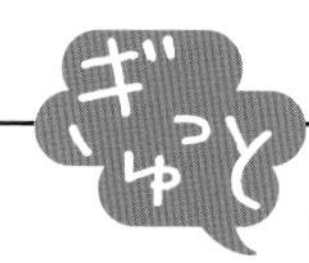

## ポイント

**症状**

- がんが直接の原因となる痛みや苦痛
- がん治療に伴って生じる痛みや苦痛

**治療**

- 非オピオイド鎮痛薬（NSAIDs やアセトアミノフェン）、オピオイドを使用した鎮痛
- 十分な副作用対策

**看護**

- 痛みのアセスメント
- 痛みに対する傾聴
- 効果的な鎮痛薬の使用
- 患者家族の支援

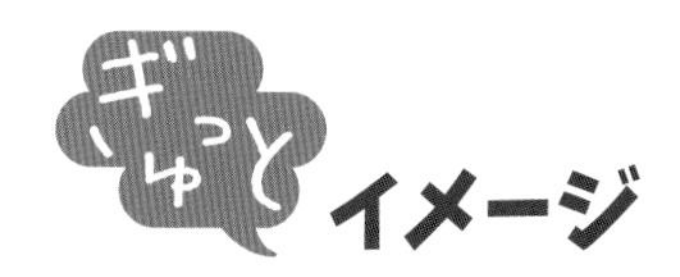

## イメージ

身体的な苦痛のみでなく、精神的な苦痛や社会的な苦痛、生きている意味などを模索するスピリチュアルな苦痛といった、全人的な苦痛（total pain）を多方面からアプローチする。
患者さんの苦痛を分類するのではなく、4つの側面からとらえて関わることが大切

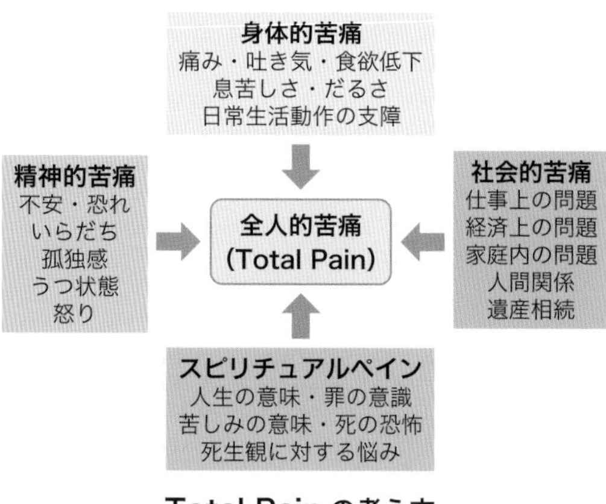

Total Pain の考え方

## 症状・所見

- がん疼痛とは、がんが直接の原因となる痛みに加えて、がん治療に伴って生じる痛みなども含む。
- 侵害受容性疼痛（内臓痛・骨転移痛など）と神経障害性疼痛（末梢神経浸潤・脊髄圧迫など）に分けて考えることが多い。
- 痛み以外にも吐き気や息苦しさ、だるさなどの身体的苦痛もみられる。
- 頭頸部がんの終末期では、体表への腫瘍進展によるボディイメージの変化がみられる。また、腫瘍増大によるものに加えて、腫瘍からの出血による急変の可能性もある。

### 緩和ケア

- 緩和ケアとは、がんによる身体と心のつらさを和らげ、自分らしい生活を送れるようにするケア。

☑ 緩和ケアチーム

- 担当医や看護師と協力しながら、薬剤師、栄養士、心理士、ソーシャルワーカーなどの多職種が連携して患者本人や家族にとって最適な選択をサポートする。

☑ 自宅での緩和ケア（在宅緩和ケア）

- 訪問診療医や訪問看護師、薬剤師、ホームヘルパー等が協力してサポートすることで、自宅でリラックスしながら、入院中と同じように緩和ケアを受けることが可能である。

☑ 緩和ケア病棟（ホスピス）

- がんの治癒を目的とした積極的治療（手術や放射線治療や薬物療法など）ではなく、身体的・精神的な苦痛緩和に主眼をおいて治療を行う病棟である。
- 患者や家族の気持ちや身体が安らぐような環境や医療サポートが整っている。

☑ 多職種チーム医療

- 終末期は特に、患者の苦痛を適切に和らげ、患者の希望をしっかり聴いて、患者が望む過ごし方を多職種で支援することが大切である。

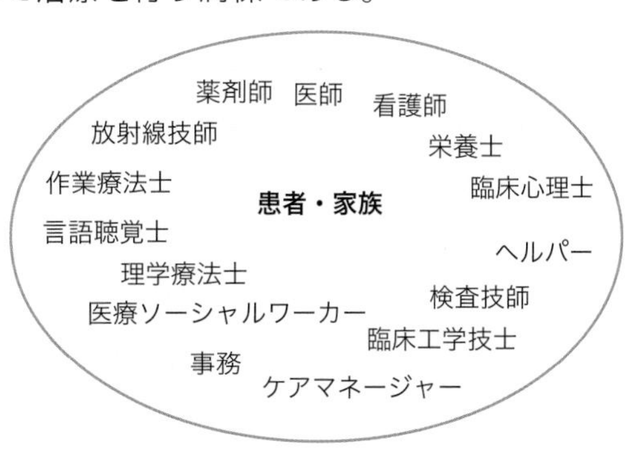


患者家族を支える多職種チーム医療

## 治療

- 速やかな治療の開始と、**十分な副作用対策**（嘔気、眠気、便秘など）を行い、がん患者のQOL向上のために痛みからの解放を図る。
- 痛みの原因に応じた対応に加えて、非オピオイド鎮痛薬（NSAIDsやアセトアミノフェン）、オピオイドを使用した鎮痛を行う。

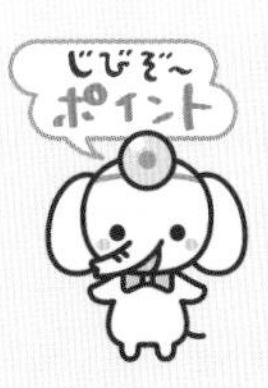


**WHO方式がん疼痛治療法**

- **鎮痛薬の使用にはWHO方式がん疼痛治療の4原則を確認する（鎮痛薬使い方の4原則　WHO 2018）。**
  **「経口的に」できるだけ内服薬を使う**
  **「時間を決めて」規則正しく服用して切れ目がないように**
  **「患者ごとに」個々の患者にあった量で**
  **「そのうえで細かい配慮を」副作用対策をしっかりと**

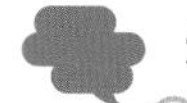

## 看護

### 痛みのアセスメントはしっかりと

- 痛みは患者にしかわからない**主観的なもの**なので、痛みの表現を助けて、痛みのサインをしっかりキャッチして関わることが大切である。
- アセスメントの視点
  どれくらい？
  どんな痛み？　「ずきずきする」「びりびりする」
  どんなふうに？　ずっと？時々？突然？
  痛みが強くなる時、ましになる時はどんな時？
  日常生活への影響は？　睡眠、食事、排泄、集中力の低下など
  痛みに対する思いは？
  緩和の目標は？　痛みで目が覚めずに眠れるなど

### 鎮痛薬を上手に使う

- 動くと痛みが強くなる場合に、体動前に**レスキュー薬**（痛いときに追加する速放製剤）を使用するなど、うまく鎮痛薬を使えるように患者を支援する。
- 鎮痛薬の効果と副作用をしっかり観察する。

### 痛みを和らげるケア

- 痛みは身体的な側面だけでなく、心理社会的な側面も影響し合っている。夜は鎮痛薬だけでは十分に痛みが緩和されない患者が、日中面会の家族がいるときは痛みなく過ごしていることがある。孤独感など**心理的側面が痛みを強める**ことがある。
- 鎮痛薬だけでなく、対話や温罨法（おんあんぽう）、入浴など心地よいケアで痛みの緩和を図れるこ

とがあるので、患者と話し合いながら取り入れる。

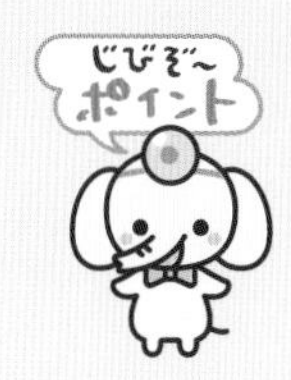


**医療用麻薬の誤解**

- **医療用麻薬に対して「やめられなくなる」「気がおかしくなる」など患者が誤解していたり、抵抗感を持っていたりして使用を拒むことがある。**
- **その場合は、患者がなぜ拒むか、どういうイメージがあるかを十分聴くことが大切である。**
- **時には待つことが必要なこともある。**



### 呼吸困難感の軽減

- 腫瘍による気道圧迫や循環障害による喉頭浮腫により気道狭窄が起こる場合がある。オピオイドやステロイド剤の使用や、うちわなどであおいで気流を感じることも呼吸困難感の軽減に有効である。気管切開がない場合は、事前に気管切開を施行するのかを決めておくことも大切である。さまざまなケアを行っても呼吸困難感が軽減しない場合は、苦痛緩和のための鎮静に関するガイドラインにしたがって鎮静を検討する。

### 出血の管理

- 終末期は腫瘍が露出していると、腫瘍部からの出血を起こす場合が多い。ガーゼを貼付している場合は、ガーゼを剥がす時に出血しやすいため、ガーゼに軟膏をたっぷりと塗り、張り付くことを予防する。ガーゼ交換の頻度も考慮する必要がある。
- また、出血は患者や家族の不安を増強させるため、安心させる声掛けも大切である。腫瘍が大血管を巻き込んでいる場合は、大出血を起こし、急死することもあるため家族への説明が大切になる。
- 貧血による転倒転落や倦怠感のケアも必要である。

### 臭気の管理

- 腫瘍が自壊している場合、悪臭を放つことが多い。臭気は、家族間の関わりを疎遠にする場合もあり、できる限りコントロールする必要がある。頻回なガーゼ交換や脱臭剤・脱臭機の設置、コーヒー殻による消臭、クリンダマイシンの追加投与も効果的である。

# 4 社会的サポート

## ギュっとまとめシート

- ☑生活や経済的な問題に対して、公的な支援制度やサービスがある。
- ☑がん治療によって言語、嚥下など身体機能を障害した場合、身体障害者手帳の交付を受けられる。
- ☑制度やサービスをうまく活用できるように、早期から「がん相談支援センター」での相談を勧める。

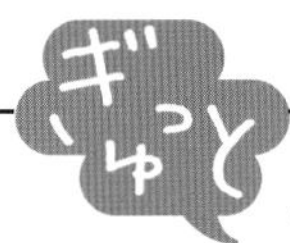

## ポイント

**治療費**

- 高額療養費制度

**収入**

- 傷病手当金
- 障害手当金
- 障害年金
- 生活保護制度

**生活面**

- 介護保険制度

### 公的な助成・支援制度や介護・福祉サービス

- がん治療に際して、生活（仕事や家事、育児など）の問題点や、経済的（医療費、生活費など）の問題に対して、公的な助成・支援制度や介護・福祉サービスを活用できることがある。

| 治療費を支援する制度 | 高額療養費制度 |
|---|---|
| 収入面を支援する制度 | 傷病手当金<br>障害手当金<br>障害年金<br>生活保護制度 |
| 生活面を支援する制度 | 介護保険制度 |

### 身体障害者認定

- 耳鼻咽喉科・頭頸部外科領域の障害認定は、難聴と音声・言語機能・そしゃく機能がある。
- 身体障害者の等級は1～6級に分けられていて、それぞれ下記の基準がある。

| | 難　聴 | 音声・言語・そしゃく機能 |
|---|---|---|
| 1級 | | |
| 2級 | 両耳の聴力が100dB以上のもの | |
| 3級 | 両耳の聴力が90dB以上のもの | 機能の喪失 |
| 4級 | 両耳の聴力が80dB以上のもの<br>両耳による語音明瞭度が50%以下のもの | 機能の著しい障害 |
| 5級 | | |
| 6級 | 両耳の聴力が70dB以上のもの<br>一側耳の聴力が90dB以上、他耳の聴力が50dB以上のもの | |

- 音声・言語障害
  - 3級：音声機能を喪失した場合（喉頭全摘出術後、喉頭外傷後、発声筋麻痺による音声機能喪失など）、言語機能を喪失した場合（ろうあ、聴あ、失語症など）。
  - 4級：音声・言語のみを用いて、意思疎通することが困難な場合に該当する。喉頭の形態異常、唇顎口蓋裂の後遺症、口腔・咽頭癌の術後、中枢性疾患など。
- そしゃく機能障害
  - 3級：経管栄養以外に方法がない場合（重症筋無力症など神経筋疾患、延髄機能障害、末梢神経障害、外傷・腫瘍切除などによる口腔咽頭喉頭の欠損など）。

4 級：経口摂取のみでは十分な栄養摂取ができないため、経管栄養の併用、もしくは流動食やゼリー、半固形食など、著しい食事制限が必要な場合（口唇口蓋裂による咬合異常、腫瘍や外傷などにより著しい開口障害など）。

### 介護保険制度

- 介護保険制度とは、要介護状態と要支援状態に対して、介護サービスを受けることのできる制度である。
  要介護状態：病気や加齢に伴う体力の低下により、常に介護を必要とする状態。
  要支援状態：介護予防サービスが効果的と考えられる状態。
- 40 歳から被保険者となり、保険料を負担する。
- 介護保険に加入するための手続きは、特に必要ない。
- 介護や支援が必要と認定されると、**65 歳以上の患者と、介護保険に入っている 40〜64 歳の患者（がんなど特定疾病）**は、サービスにかかる費用の 1 割から 3 割を自己負担することで、介護保険サービスを利用することができる。

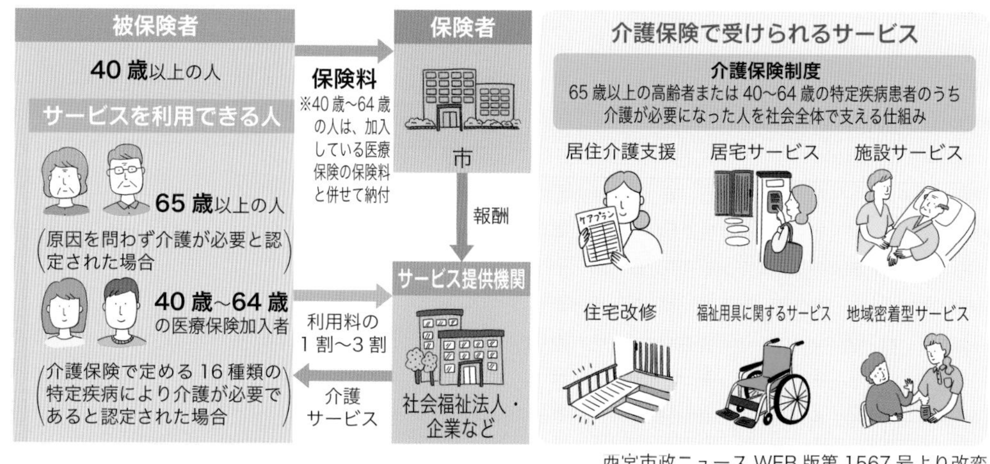


西宮市政ニュース WEB 版第 1567 号より改変

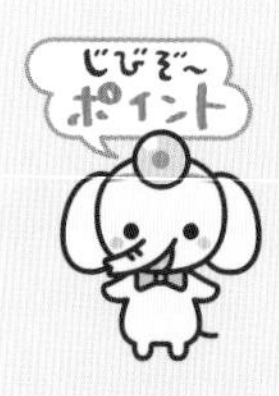


**社会的な問題の把握・支援**

- 生活や経済面の問題は、患者個々の背景によって異なる。身体面だけでなく、社会的な問題についても早期から把握してアプローチすることが大切である。
- 仕事や経済面について、「看護師さんにこんなこと相談していいのかなと思っていました」という患者の悩みも多い。身近な看護師が仕事や生活、経済面の話を積極的に聞いて、がん相談支援センターの医療ソーシャルワーカー（MSW）など専門家に適切に繋げることも欠かせない支援の一つである。

### 「がん相談支援センター」って？

- 「がん相談支援センター」は、全国の「がん診療連携拠点病院」や「小児がん拠点病院」「地域がん診療病院」に設置されている、がんに関する相談の窓口である。
- がんに関する治療や療養生活全般、地域の医療機関など、がんについてどんなことでも相談することができる。

# 索　引